Barbara Preitler

An ihrer Seite sein

Barbara Preitler

An ihrer Seite sein

Psychosoziale Betreuung von
traumatisierten Flüchtlingen

StudienVerlag

Innsbruck
Wien
Bozen

© 2016 by Studienverlag Ges.m.b.H., Erlerstraße 10, A-6020 Innsbruck
E-Mail: order@studienverlag.at
Internet: www.studienverlag.at

Buchgestaltung nach Entwürfen von hœretzeder grafische gestaltung,
Scheffau/Tirol
Satz: Maria Strobl · www.gestro.at
Umschlag: hoeretzeder grafische gestaltung, Scheffau/Tirol, unter Verwendung
einer Abbildung von pixabay/alexas (Mädchen)

Gedruckt auf umweltfreundlichem, chlor- und säurefrei gebleichtem Papier.

Bibliografische Information Der Deutschen Bibliothek
Die Deutsche Bibliothek verzeichnet diese Publikation in der Deutschen
Nationalbibliografie; detaillierte bibliografische Daten sind im Internet über
<http://dnb.ddb.de> abrufbar.

ISBN 978-3-7065-5587-6

Inhaltsverzeichnis

Vorwort

Klaus Ottomeyer

Das vorliegende Buch wird gerade jetzt dringend gebraucht und es wird gerade in dem Format und in der verständlichen Form dringend gebraucht, in dem es abgefasst wurde. Man muss schon jahrzehntelange Erfahrung in der Begegnung mit extrem traumatisierten Menschen aus verschiedenen Weltregionen und zugleich einen umfassenden Überblick über die internationale Forschung zum Thema haben, damit ein Text entstehen kann, der so gut lesbar, emotional eindrücklich und praxisnah ist.

„Emotional eindrücklich" heißt, dass der schwierige Versuch der Einfühlung in die von den Flüchtlingen erlebten Schrecknisse und albtraumartigen Erfahrungen so weit gelungen ist, wie er aus der Sicht der PraktikerInnen und interessierten Menschen, die sich mit dem extremen Trauma befassen wollen, überhaupt gelingen kann. Die Geschichten und Fallvignetten, welche Barbara Preitler in ihre Erklärungen und den Leitfaden eingebaut hat, sind für die LeserInnen „gerade richtig dosiert" und führen nicht zu dem lähmenden Schrecken, der mit einer Überdosierung oder einer falschen Wortwahl in Bezug auf Traumata leicht verbunden sein kann. Der lähmende Schrecken führt dann erst recht zur Abwehr und Verleugnung des Traumatischen, des real gewordenen Albtraums und der „Abgrunderfahrung" – einer Abwendung, zu der wir alle (auch die Professionellen) in der Lage sind, wenn wir den Schrecken nicht aushalten. Eine solche Abwendung hat es ruckartig nach den Ereignissen in der Kölner Silvesternacht 2015/2016 gegeben – so als hätte etwas in uns schon darauf gewartet, den belastenden Versuchen der Einfühlung in das unsägliche Leid der Flüchtlinge aus Syrien, dem Irak, Afghanistan und anderen Ländern ein Ende zu setzen. Nachdem im Sommer und Herbst des Jahres 2015 viele die im Konsumkapitalismus weitgehend unbekannte Erfahrung machen konnten, wie gut und kraftgebend es sich anfühlt, mit dem Rückenwind des Über-Ichs oder des Gewissens zu handeln, wurde spätestens zu Jahresbeginn „Gutmensch" wieder zu einem Schimpfwort. Es wurde, wie bereits schon einmal vor 20 Jahren, auf dem Höhepunkt der Flüchtlingskrise infolge der jugoslawischen Kriege, zum Unwort des Jahres gewählt.

Die Veränderung der Sprache im Dienste der neuerlichen Verhärtung und Gewissensabwehr hat manchmal etwas Orwellhaftes. Die „australische Lösung" einer abschreckenden Gefangensetzung von aufgegriffenen Flüchtlingen auf irgendwelchen Inseln im Mittelmeer gilt als menschenfreundliche Maßnahme zu Verhinderung von weiterem Leid und Tod durch Ertrinken. Wehrhaftigkeit und die Anschaffung von Waffen, zu denen man sich „bekennt", gelten als Vorbereitung auf die neuen Herausforderungen. Politiker bereiten uns in einer Art von neuem Heroismus darauf vor, dass wir auf schreckliche Bilder von weinenden Kindern vor den Grenzzäunen gefasst sein müssen und uns von ihren Gesichtern nicht erpressen lassen dürfen. In Wirklichkeit zielt diese Rhetorik auf die Abwehr des eigenen Gewissens, das so gut wie alle Menschen noch haben.

Den Hilfsprojekten unter dem Motto „Wir schaffen das" wurde vielfach das Scheitern vorausgesagt. Die Situation werde bald „kippen". Aber das Scheitern und das massenhafte Burnout sind nicht eingetreten. Wenn ehrenamtliche HelferInnen erschöpft sind, machen sie einfach eine Pause. Einige hören auch auf. Aber dafür kommen neue. Neue professionelle und ehrenamtliche HelferInnen werden eingeschult und erhalten Supervision und Fortbildung – zum Beispiel durch ExpertInnen wie Barbara Preitler. Nicht wenige sind dankbar für die wichtige Arbeit, die sie machen dürfen. Gerade auch angesichts der Häufung von Amokläufen und islamistischen Attentaten im Sommer 2016, an denen einzelne Flüchtlinge und junge Migranten der zweiten Generation beteiligt sind, haben wir auch gar keine andere Wahl, als die psychosozialen Hilfsprojekte für Kriegsflüchtlinge und Folterüberlebende wirksam zu unterstützen und auszubauen. Die geduldigen Bemühungen um Einfühlung, um Beruhigung und um gezielte Selbstwertstärkung für Flüchtlinge nach den traumatischen Erfahrungen, die viele von ihnen gemacht haben, sind auch ein Beitrag zur Gewaltprävention. Explosive Racheaktionen, die sich gegen eine vermeintlich heile Umwelt richten, können auch eine Art „Schiefheilung" von unbehandelten Traumata und persönlichen Kränkungen sein.

Der Ton von Barbara Preitlers Darstellungen ist, das werden die LeserInnen bald merken, angenehm beruhigend und zeigt uns allen, dass „man etwas machen" kann. Lamentieren hilft nicht. Man muss die traumatisierten Flüchtlinge auch nicht zu den weit entfernten Psycho-ExpertInnen schicken – was früher oft passiert ist und auch eine Form der Trauma-Abwehr sein kann. Das traumapsychologische und traumatherapeutische Wissen ist inzwischen so gut abgesichert und durch zahlreiche Erfahrungen konkretisiert, dass es auch von anderen Berufsgruppen und von ehrenamtlich Tätigen aufgenommen und kreativ angewendet werden kann. Einiges können nur ausgebildete TraumatherapeutInnen machen, etwa die sogenannte Trauma-Exposition oder Trauma-Konfrontation, mit dem Ziel einer methodisch behutsamen Reintegration der zuvor abgespaltenen Horrorerfahrungen in die Lebensgeschichte einer Patientin oder eines Patienten. (Es hat zumeist gute Gründe gegeben, die schrecklichen Erfahrungen erst einmal abzuspalten.) Aber Ressourcenstärkung, Trösten, Loben, Verstehen der Trauma-Verarbeitungsmechanismen und das schlichte „Aushalten" eines Menschen, der die Hölle erlebt hat – das können auch viele andere, die Mut zur Begegnung haben. Auf Rückschläge muss man gefasst sein. Fast immer kann man sich heutzutage fachlichen Rat holen. Inzwischen gibt es z. B. eine eigene Traumapädagogik, die auf den Ergebnissen der psychologischen und psychotherapeutischen Traumaforschung beruht, aber eigenständig arbeitet. Zahlreiche Organisationen sind bemüht, Flüchtlingen auf eine traumasensible Weise zu einem neuen Selbstbewusstsein zu verhelfen. Ich hatte und habe das Glück, mit Barbara Preitler über viele Jahre hinweg zusammenzuarbeiten. Sie gibt auch in Krisenzeiten und Krisengebieten nicht auf. Ich wünsche dem Buch eine möglichst große Verbreitung.

Einleitung

Seit einigen Monaten bin ich immer froh, wenn in den Nachrichten einmal nicht über Flüchtlinge gesprochen wird. Das war noch vor kurzer Zeit anders: Wir haben uns mehr öffentliche Aufmerksamkeit für unsere KlientInnen gewünscht. Sie sollten aus einer kaum wahrgenommenen Ecke herauskommen und damit sollte auch das Verständnis für die Flüchtlinge größer werden – so die Annahme.

Aber die Bilder, die von Flüchtlingen gezeichnet werden, sind meist schwarz oder weiß, lassen ein differenziertes Verständnis nicht zu. So ist im Frühling 2015 das Bild derer, die mittels Schlepper illegal in die EU einreisen, ein negativ gefärbtes: illegal, Wirtschaftsflüchtling, Asylmissbrauch sind die dazugehörigen Schlagwörter. Und dann sterben 71 Menschen bei dem Versuch, illegal nach Österreich zu kommen auf unglaublich brutale Weise, eingepfercht in einen LKW. Kurz darauf sehen wir das Bild des am Strand liegenden ertrunken kleinen Jungen, gestorben, wie auch sein nur etwas größerer Bruder und seine Mutter, beim Versuch aus der umkämpften Stadt Kobane ins sichere Europa zu entkommen. Und auf einmal gibt es die Willkommenskultur als Phänomen in mehreren europäischen Ländern. Vielen reicht es mit der Verunglimpfung von Schutzsuchenden. Auf einmal hat sich die öffentliche Stimmung gedreht. Menschen engagieren sich, Geschichten von berührenden und positiven Begegnungen werden erzählt und publiziert. Das Bild von der großen Verständigung ist schön, blendet aber doch wieder einen Teil der Realität aus. Dieser dunkle, verstörende Teil wird schlagartig hochgespielt, als sexuelle Übergriffe von Migranten auf Frauen in Deutschland in der Silvesternacht 2015/16 bekannt werden. Wie weggewischt ist auf einmal das große Verständnis für Flüchtlinge. Und wer doch noch etwas dagegen sagt oder schreibt, wird als „Lügenpresse" verunglimpft. Selbst die fast täglich eintreffenden Berichte über ertrunkene Kinder können nichts mehr daran ändern – Flüchtlinge werden als gefährlich wahrgenommen, Selbstschutz vor der vermeintlichen Gefahr steht unhinterfragt im Mittelpunkt. Gebetsmühlenartig wird unsere Überforderung medial beschworen.

Daran, dass die Gesellschaft im Allgemeinen überfordert ist, kann ich, seit über 20 Jahren in der Arbeit mit Flüchtlingen in Österreich tätig, einfach nicht glauben. Statistiken und Analysen zeigen einen Anstieg der Flüchtlingszahlen, aber weit entfernt von dem, was Anrainerstaaten im Nahen Osten und Afrika stemmen. Der Türkei muten wir drei Millionen Flüchtlinge zu und ganz EU-Europa ist mit knapp einer Million überfordert? Die Bankenrettungen dürfen Milliarden kosten ohne dass viel darüber geredet wird, aber die Versorgung von schutzlosen Menschen führt uns an den Rand des Ruins?

Überforderung nehme ich schon wahr, aber woanders: Viele, die sich für Flüchtlinge engagieren, brauchen Unterstützung und Know-how, um mit den Problemen, die diese Menschen mitbringen und denen sie auch hier in Europa ausgesetzt sind, umgehen zu können. Es braucht Hilfestellung, um das Miteinander zwischen den Neuangekommenen und denen, die sie willkommen heißen, zu unterstützen – und so Überforderung zu vermeiden.

Flüchtlinge sind normale Menschen. In einer so großen Gruppe finden wir alle Ausprägungen, die menschliches Dasein hervorbringt. Gemeinsam ist allen, dass sie existenziellen Stress erlebt haben und zum Teil nach wie vor erleben. Gemeinsam ist ihnen auch, dass sie extrem viel Aggression und Gewalt ausgesetzt waren. Gemeinsam ist fast allen, dass die Lebensart und Kultur in Europa sehr verwirrend ist und es schwerfällt, sich in einem so anderen Alltag zurechtzufinden. Aber wie sie mit diesen Erfahrungen und mit ihren Hoffnungen und Erwartungen an Europa umgehen, ist so verschieden, wie Menschen eben verschieden sein können.

Die Herausforderung war und ist sicher da – aber vielleicht geht es ja um ein realistischeres Bild der Flüchtlinge und um das Wissen, was die Ursachen für gewisse Verhaltensweisen sein könnten.

Was lässt sich also sagen über die Gemeinsamkeiten dieser Menschen, die in den letzten Monaten zu uns nach Europa gekommen sind? Aus meiner nun mehr als 20-jährigen Erfahrung als Psychotherapeutin für schwer traumatisierte Flüchtlinge, aus Einsätzen in Krisengebieten in Asien und der wissenschaftlichen Auseinandersetzung mit dieser Thematik will ich in diesem Buch versuchen, einen kompakten Überblick über die großen Problemfelder zu geben, Erklärungsmodelle, wie dies zu verstehen ist, anbieten und verschiedene mögliche Handlungsansätze vorstellen.

Trauma heißt übersetzt (aus dem griechischen) Wunde, Verletzung. Ein Begriff aus der Medizin wurde in die Psychologie übernommen und lässt sich auch vielfach gut übertragen.

Und so wie ein Mensch, der sich das Bein gebrochen hat, trotz dieser Verletzung der gleiche Gesprächspartner bleibt, wie vor der Verletzung, so gilt dies auch für psychisch verletzte, traumatisierte Menschen. Allerdings wird der Freund mit Beinbruch für einige Zeit kein idealer Wanderpartner sein. Es gilt herauszufinden, wo der psychisch verletzte Mensch für einige Zeit nicht „mitgehen" kann. Das wird natürlich etwas schwieriger: Ist das gebrochene Bein aufgrund des Gipsverbands gut sichtbar, so ist es die psychische Verwundung nicht und muss erst verstanden werden – von den Außenstehenden, aber auch vom verletzten Menschen selbst.

Traumatisierungen heißen also nicht, dass Menschen per se andere Umgangsformen brauchen als Menschen, die nicht traumatisiert sind. Wichtig ist genaues Hinhören und ein respektvoller Umgang. Dieses Buch soll Mut machen einander zu begegnen – rücksichtsvoll und offen. Fertige Lösungen habe ich keine anzubieten, hingegen Hintergrundwissen und viele Beispiele und Ideen, was schon gelungen ist und möglicherweise auch in anderen Fällen hilfreich sein kann, zusammengetragen.

1. Flucht – psychische Verletzungen, psychische Stärke

Heilsame Beziehungen

Menschen, die durch andere Menschen schwer verletzt worden sind, brauchen vor allem eines: heilsame Beziehungen. Und diese können überall dort stattfinden, wo Menschen einander begegnen.

Im Rahmen der Posttraumatischen Belastungsstörung kennen wir die Vermeidung von „Aktivitäten und Situationen, die Erinnerungen an das Trauma wachrufen könnten" (ICD 10). Zur Erklärung dieses Phänomens ist es leichter, kurz zu anderen Auslösern von traumatischen Erlebnissen zu wechseln, wie Naturkatastrophen. Nach dem großen Tsunami von 2004 wussten alle, dass Menschen, die diese schreckliche Flut erlebt haben, Angst vor dem Meer oder großen Gewässern haben werden. Es brauchte gar keine ExpertInnen, die erklären mussten, was psychologisch vorgeht – es ist ureigenes menschliches Wissen, dass wir vermeiden, was uns verletzt hat. Und im Fall des Tsunamis war es eben das Meer. Und wir verstehen auch, dass die Überlebenden nicht nur Angst vor dem indischen Ozean in Thailand, Indonesien oder Sri Lanka haben, sondern sich diese Vermeidung auch auf den Atlantik, das Mittelmeer und vielleicht sogar auf den Bodensee oder Wörthersee erweitern kann.

Was ist aber, wenn es nicht die Verschiebung von Erdplatten und das Meer ist, das die schwere psychische Verletzung verursacht, sondern andere Menschen? Es ist schon erstaunlich, dass wir hier viel mehr Schwierigkeiten haben, Vermeidung zu verstehen. Tatsächlich ist die Angst vor anderen Menschen, die in irgendeiner Form an die TäterInnen erinnern, ein häufiges Phänomen nach Traumatisierungen. Dies können z. B. Menschen in Uniform sein oder alle Menschen, die eine bestimmte Sprache sprechen oder auch Menschen einer ethnische Gruppe oder eines Geschlechts. Im schlimmsten Fall wird ganz generalisiert und die Angst umfasst alle Menschen.

Gehen wir nochmals zurück zur Naturkatastrophe, dem Tsunami. Wer die Katastrophe als mitteleuropäische/r Tourist/in überlebt hat, kann die Vermeidung aufrechterhalten. Ein erfülltes Leben ist durchaus möglich, ohne jemals wieder ans Meer fahren zu müssen. Der Alltag findet im Binnenland statt und Urlaube können in den Bergen, am Land oder in Städten verbracht werden. Aber für Fischerfamilien, die ihr Haus in unmittelbarer Nähe zum Strand hatten, sieht es anders aus: Die Vermeidung des Meeres würde sie ihrer Erwerbsmöglichkeiten, ihrer Wohnung und ihrer Heimat berauben. Es braucht also Strategien, um wieder am Meer leben zu können.

Ähnlich ist es, wenn Menschen die Ursache der schweren Traumatisierungen waren: Es braucht Strategien, um wieder unter Menschen leben zu können, um nicht in die soziale Isolation gehen zu müssen.

Das Bild einer Balkenwaage kann hier hilfreich sein: Eine schwere Traumatisierung fällt wie ein ganz schweres Gewicht in die eine Waagschale, alltägliche Erfahrungen auf der anderen Seite hingegen sind Leichtgewichte. Es braucht also sehr viele ganz normale, alltägliche Erfahrungen, um wieder in Balance zu kommen. Gute Begegnungen wiegen schon etwas schwerer. Und so können heilsame Beziehungen zu anderen Menschen, wo immer sie stattfinden, wichtige Bausteine für ein gutes Leben nach traumatischen Ereignissen werden.

Psychotherapie stellt per Definition eine Begegnung zweier Menschen dar, die diese heilsame Beziehung in den Mittelpunkt stellt. Aber heilsame Beziehungen bzw. Begegnungen können überall dort stattfinden, wo Menschen aufeinandertreffen.

Manchmal sind es nur kurze Begegnungen, die als Kraftquelle in schwierigen Zeiten helfen können. So hat es mich berührt, dass mehrere meiner KlientInnen berichtet haben, dass sie in Zeiten, als es den Assistenzeinsatz des österreichischen

Bundesheeres an der grünen Grenze zwischen Österreich und Ungarn gab, von den österreichischen Grundwehrdienern so gut in Empfang genommen worden sind. Auch viele Jahre später wurde dieser freundliche Empfang durch die jungen Soldaten von vielen als besonderer Moment beschrieben und erlebt. Für wenige Stunden haben sie sich willkommen und als Menschen mit Bedürfnissen ernst genommen gefühlt. Diese schöne Erfahrung konnte als Kraftquelle genutzt werden, als es danach wieder schwierig und belastend geworden ist.

Neu angekommene Flüchtlinge berichten, wie schlimm es war, nur mehr Teil einer großen Masse gewesen zu sein und das Gefühl gehabt zu haben, als individueller Mensch nichts mehr zu zählen. Wie gut war es dann, wenn eine Helferin einmal freundlich war, nach den Namen gefragt hat und wie es derzeit geht, oder wenn ein Helfer sich ernsthaft um die schmerzenden Füße gekümmert hat und nicht vermittelt hat, dass dies jetzt nur den geregelten Ablauf stört!

Diese kurzen Begegnungen sind wie Oasen, die das psychische Überleben gesichert haben und auch noch Jahre später in guter Erinnerung sein können.

Posttraumatische Belastung

Die Diagnose der „Posttraumatischen Belastungsstörung" (PTBS) stellt die psychiatrische/psychologische Hauptdiagnose für traumatisierte Flüchtlinge dar. Erstmals wurde sie im Diagnosemanual der American Psychiatric Association (APA) im Jahr 1980 (DSM III-R) beschrieben und zuletzt im Jahr 2013 in der Revision des Manuals, dem DSM V modifiziert. (APA, 2013)

Symptome in den vier Hauptsymptomgruppen:

1. quälende Erinnerungen an das traumatische Geschehen (tagsüber und nachts),
2. Vermeidung dieser schmerzhaften Erinnerung und von allem, was diese auslösen könnte,

3. Übererregung,
4. negative Gefühle wie tiefe Traurigkeit, Verzweiflung, Gefühle
der inneren Leere, keine Zukunftsperspektive
kennen wir von fast allen unserer KlientInnen.

Mit der Diagnose haben wir eine gemeinsame Sprache gefunden, die nicht nur innerhalb des medizinischen/psychologischen Betreuungsteams Verwendung findet, sondern auch einen Konsens mit Behörden und betreuenden NGOs darstellt und, vielleicht sogar am wichtigsten, mit den KlientInnen selbst.

Viele können die psychische Symptomatik nicht zuordnen und haben Angst, dass sie ein weiterer Schicksalsschlag getroffen hat und sie jetzt psychisch krank geworden sind. Die Erklärung der Diagnose ist daher sehr entlastend: Es gibt einen Namen für das, was jetzt erlebt wird, es ist nichts, was zusätzlich passiert, sondern die Reaktion auf in der Vergangenheit Geschehenes. Es ist eine Verletzung, keine Erkrankung! Die Gewalt, der die betroffene Person ausgesetzt war, war so groß, dass es zu Verwundungen gekommen ist, auch wenn die dazu gehörenden Symptome und Schmerzen erst mit Verzögerung spürbar geworden sind.

Psychoedukation, im Sinne einer Erklärung was eine Posttraumatische Belastung ist und wie sie sich auswirkt, stellt daher eine wichtige Entlastung für die Betroffenen dar.

Kritische Anmerkungen zur PTBS

Aber es gibt auch viele kritische Anmerkungen zu dieser Diagnose zu machen. Es beginnt bereits beim Namen. Der vierte Buchstabe, das „S" in der PTBS, steht für Störung. Wir sagen mit der Diagnose also der betroffenen Person, dass sie eine Störung hat. Meiner Meinung nach ist dies eine Entwertung der Opfer und auch eine Opfer/TäterInnen-Verschiebung. Ja, es gab eine Störung. Die liegt aber bei Menschenrechtsverletzungen immer bei den TäterInnen und nicht bei den Menschen, die aufgrund der ausgeübten Gewalt verletzt worden sind! Traumatische Reaktionen sind normale Reaktionen auf abnormale, gestörte Gewalt.

Auch das „P" für „post" muss in der Arbeit mit AsylwerberInnen hinterfragt werden: Post – danach – suggeriert, dass die traumatische Situation vorbei und abgeschlossen ist. Aber gerade AsylwerberInnen wissen nicht, ob sie nicht wieder in die Krisenregion zurückmüssen, sie wieder erneut gleichen oder ähnlichen Situationen ausgesetzt werden. Ihre Lebenssituation ist von massivem akutem Stress gekennzeichnet. Es gibt nicht genug Energie, um sich mit den traumatischen Erfahrungen, die zur Flucht geführt haben, auseinanderzusetzen. Aber auch dann, wenn nach wie vor Angehörige in der Krisenregion leben, kommt es immer wieder zur Aktualisierung der Traumata. Es bleibt oft ein frommer Wunsch, dass für unsere KlientInnen die traumatischen Situationen bereits vorbei sind und sie sich nun an die psychische Bewältigung der Vergangenheit machen könnten. Jede Form der therapeutischen und der psychosozialen Aufarbeitung der traumatischen Vergangenheit wird durch akute Stresssituationen immer wieder erschwert.

Latenzzeit – Zeit der inneren Ruhe

Unmittelbar nach traumatischen Ereignissen kommt es zur akuten Belastungsreaktion. Diese wäre grundsätzlich diagnostizierbar, wird aber fast nie gebraucht. Es ist viel zu klar und menschlich verständlich, dass Menschen auf belastende Reaktionen unmittelbar mit Zittern, Erstarren, Weinen etc. reagieren.

Nach der akuten Belastung kommt es bei vielen Menschen zu einer Zeit, in der sie psychisch relativ stabil mit der Situation umgehen können, gerade dann, wenn viel zu tun ist, die ganze Aufmerksamkeit dem Alltag gewidmet werden muss. Diese Zeit ohne Symptome der posttraumatischen Belastung wird als Latenzzeit beschrieben. Dies gilt natürlich auch für Menschen auf der Flucht. Jeder Tag erfordert Anpassung an eine neue Situation, für Gedanken an die Vergangenheit gibt es keinen Raum und keine Energie. Aber nach einiger Zeit – und dies kann auch einen sehr langen Zeitraum umfassen – werden die alten traumatischen Erfahrungen wieder zentral: in den Erinnerungen und den Versuchen, diese zu vermeiden. Nervosität, Traurigkeit, Konzentrations- und Merkstörungen treten auf und beeinträchtigen den Alltag. Die Latenzzeit ist vorbei, es kommt zu Posttraumatischen Belastungen und Leiden.

Die Latenzzeit kann individuell sehr verschieden sein. Spätestens seit die Holocaustüberlebenden alt geworden sind, wissen wir, dass diese sogar mehrere Jahrzehnte umfassen kann. Viele, die die Shoa als Jugendliche oder junge Erwachsene überlebt haben und danach „mit beiden Beinen" im Leben gestanden sind, entwickelten mit dem Einsetzen des Alters eine PTBS. Oft war es ein Lebensereignis wie das Erreichen des Pensionsalters, der Auszug des letzten Kindes, das sie auf die unbewältigten traumatischen Erlebnisse zurückgeworfen hat.

„Wir haben so viel gearbeitet und am Abend war ich immer so müde, dass ich schon geschlafen habe, bevor mein Kopf den Polster berührt hat", beschreibt eine Klientin die aktiven Jahrzehnte, nachdem sie das Arbeitslager überlebt hatte. Aber im Alter kamen viele körperliche Erkrankungen, die sie dazu zwangen, weniger aktiv zu sein. Mit der körperlichen Ruhe tauchten die Bilder der extrem schwierigen Kindheit und Jugend auf. Sie fühlte sich den alten Erinnerungen an massive Menschenrechtsverletzungen, der Ermordung des Vaters, der Verzweiflung der Mutter, dem Gefühl des Hungers, der Angst … ausgeliefert. Die Symptomatik der schmerzhaften Erinnerungen, der Vermeidung, der Übererregtheit waren alle auch so viele Jahre später vorhanden.

Der therapeutische Prozess war allerdings ein ganz anderer als der mit Menschen, deren traumatische Erlebnisse Wochen oder Monate zurückliegen. Immer wieder ging es um die gesamte Lebensgeschichte und um die Anerkennung, es trotz dieser schweren traumatischen Erfahrungen geschafft zu haben, viel Gutes im Leben danach geleistet zu haben. Genaues Zuhören und Interesse an der gesamten Biografie sind hier zentrale Momente.

Schmerzhafte Erinnerungen – zuhören hilft

Die Erinnerung an schwere traumatische Erfahrungen kann sehr aufdringlich sein und trotz intensiver Versuche, sie zu unterdrücken, massiv in den Alltag Einfluss nehmen. Das kann in Form von schmerzhaften Erinnerungen passieren. Betroffene beschreiben diese als „Wie ein Schleier der sich über das ganze Leben legt" oder das Bild von damals ist „wie in die Netzhaut eingebrannt".

Die Ambivalenz zwischen der Vermeidung von traumatischen Inhalten und zugleich dem Wunsch zu erzählen kostet viel Kraft. Wichtig ist es, Raum und Zeit zu geben. Wenn der Wunsch zu erzählen groß wird, ist es gut, wenn jemand da ist, der zuhört. Sehr oft wird dafür eine vertraute Person „gewählt". Bei Flüchtlingen kann das eine Bezugsperson, bei der er/sie sich sicher genug fühlt, sein.

Die ersten Ansätze und Versuche sind mitunter noch von diesen widersprüchlichen Tendenzen geprägt. Kurz bevor ein Treffen zu Ende geht, wird eine schlimme Erfahrung angesprochen. Es ist ein kleiner Testlauf: Wie reagiert die Person, der ich mich anvertrauen will? Rückzug wäre sofort möglich. Es ist gut, hier eine Einladung auszusprechen. Auch wenn es im Moment vielleicht nicht geht, so kann das Gespräch bald einmal stattfinden.

Zuzuhören heißt sich einzulassen. Das heißt, dass es durchaus erschüttern kann, was hier zur Sprache kommt. Manche schwer belasteten Menschen haben sehr große Bedenken wegen dieser Zumutbarkeit: Ist das, was sie erlebt haben, nicht allein in der Wiedererzählung eine zu große Belastung für den Zuhörenden?

Es erscheint mir sehr wichtig, hier gut aushalten zu können: Der/die Zuhörende soll signalisieren, dass er/sie stark genug ist und ertragen kann, zu hören, was Not tut. Da es um großes Unrecht, Leid und Tod geht, sind viele Emotionen im Spiel. Es kann also durchaus passieren, dass der/dem Zuhörenden auch die Tränen kommen. Es sollte dann verbalisiert werden, dass das Tränen des Mitgefühls sind und nicht Tränen der Schwäche. Ich weine mit dir, weil es mir leidtut, was du alles ertragen musstest. Aber ich kann es aushalten, dir zuzuhören und dich so zu begleiten!

Um beide GesprächspartnerInnen zu schützen, soll eine möglichst gute Gesprächssituation hergestellt werden: ein ruhiger ungestörter Ort, an dem sich beide wohlfühlen, ausgeschaltete Handys und ein zeitlicher Rahmen, damit die Inhalte nicht zu überwältigend werden können. Wird die vereinbarte Zeit (nie länger als eine Stunde bis höchstens 1 ½ Stunden) zu kurz, kann ja ein nochmaliges Gespräch vereinbart werden.

Zu Ende des Gesprächs sollten immer ein paar Minuten Zeit genommen werden, um wieder ganz im Hier und Jetzt anzukommen: Das Fenster wird geöffnet, gemeinsam werden ein paar Atemzüge genommen, vielleicht noch gemeinsam Tee oder Kaffee getrunken. Das Gespräch sollte jetzt nochmals ganz auf den Alltag fokussieren: Was wirst du/werden Sie heute noch machen? Wohin gehen Sie jetzt? Was wird gekocht und gegessen? Es mutet meist sehr banal an, über so Alltägliches zu reden, wenn gerade schlimme Kriegs- und Fluchtdramen im Raum gestanden sind. Aber es tut gut, wieder ganz in dieser sicheren Unaufgeregtheit anzukommen. Nimmt man sich die Zeit dafür nicht, bleiben beide GesprächspartnerInnen, wo sie das Gespräch geendet haben – im schlimmsten Fall mitten im Krieg.

Möglichkeiten der Distanzierung

Den Wunsch, vergangene Erinnerungen aus der Lebensbiografie zu tilgen, ist oft da. Aber Tilgung wird nicht funktionieren. Es gilt zu akzeptieren, dass die Vergangenheit nicht mehr verändert werden kann. So furchtbar die Erlebnisse waren und so verständlich der Wunsch ist, die Vergangenheit zu verändern und das Schreckliche zu löschen, es ist nicht möglich. Aber: Es ist nicht notwendig, dass die Gegenwart durch diese Erlebnisse nach wie vor belastet und vergiftet wird, es darf Vergangenheit werden.

Eine Möglichkeit, Distanz zu den vergangenen Erlebnissen zu gewinnen, sind Tresor- oder Containerübungen:

Nachdem ein traumatisches Ereignis erzählt worden ist, lade ich ein, einen Ort im Raum dafür zu suchen, wo diese Erinnerung abgelegt und verstaut werden kann. Oft sind es die Schränke ganz oben oder auch die Ecken unter dem Tisch, die ausgewählt werden. Wir stellen uns jetzt einen Behälter vor, in dem diese Erinnerung verstaut wird, wie dieser Behälter zu schließen ist und imaginieren das Verstauen dieses Behälters am ausgewählten Ort. Sollte die quälende Erinnerung im Laufe der Woche wieder akut werden, kann sie an den ausgewählten Ort „zurückgebracht werden", d. h. in der Vorstellung kann die/ der KlientIn zurück in das Gesprächszimmer kommen, den Inhalt wieder verstauen und zurück dorthin gehen, wo er/sie gerade im Hier und Jetzt lebt.

Es ist nicht möglich, die schmerzhaften Erinnerungen aus der Lebensbiografie zu entfernen, daher versuchen wir es erst gar nicht. Aber es darf definierte Orte dafür geben, die nicht den Alltag und die Zukunftsplanung stören.

Distanzierung von Alpträumen

Manchmal gelingt es auch tagsüber halbwegs frei von den Erinnerungen zu sein, aber dann kommen sie in der Nacht in Form von Alpträumen umso massiver. Oft sind diese Träume ein ständiges Wieder-Erleben: So, wie die traumatische Szene erlebt wurde, kommt sie wieder und wieder in den Träumen.

Werden solche Träume angesprochen, ermutige ich, diese jetzt – im Wachen, am hellen Tag, in Anwesenheit einer anderen Person und damit mit viel mehr Möglichkeit der Kontrolle – zu erzählen. Manchmal setzt sofort die Vermeidung ein und es kann nicht erzählt werden. Die Einladung, es vielleicht zu einem späteren Zeitpunkt zu machen, bleibt aber bestehen.

Wenn es gelingt zu erzählen, kann in einem nächsten Schritt versucht werden, den Traum, jetzt als Tagtraum, zu verändern.

Meist gelingt das erst nach einiger Zeit. Ein Klient, der immer wieder träumt, dass er in der Gefängniszelle ist und die Folterer in den Raum kommen und ihn quälen, schafft es im dritten Anlauf, sich vorzustellen, dass er die Tür öffnen und weggehen kann. Aber das ist noch nicht wirklich befriedigend. Erst einige Monate später gelingt eine befreiende Transformation des Traums. In dieser Zeit hat er seinen Führerschein in Österreich gemacht und erlebt diese Fähigkeit des Autofahrens als gute Erweiterung seiner Handlungsmöglichkeiten. In dieser Zeit träumt er: Wieder ist er in der Zelle und die Peiniger quälen in. Aber er kann hinausgehen und mit dem Auto wegfahren. Die Folterer haben ebenfalls ein Auto und verfolgen ihn. Er fährt immer schneller. Im Rückspiegel sieht er, dass das Auto der Verfolger einen Unfall hat. Er hingegen fährt weiter und entfernt sich mehr und mehr von seinen verunfallten Peinigern.

Er kann in diesem Traum sowohl sein Bedürfnis nach Gerechtigkeit und Strafe für die Täter wie auch seine Befreiung erstmals umsetzen.

Aber nicht immer ist die Veränderung so bewusst. Es kann auch sein, dass der Traum immer wieder und wieder kommt und vermeintlich gleich bleibt. Es ist gut, sich den Traum trotzdem erzählen zu lassen und vielleicht fallen mit der Zeit kleine Veränderungen auf. Es ist mehr Distanz da, Elemente der neuen Lebensrealität sind auf einmal Teil des Traumes etc. Solche Modifikationen sind dem Träumenden oft gar nicht bewusst, fallen aber beim genauen Zuhören sofort auf. Die Rückmeldung, dass sich die Träume doch verändern, kann den Prozess der langsamen Distanzierung von den traumatischen Ereignissen sichtbar machen und so für Entlastung sorgen.

Innere HelferInnen

Luise Reddemann (2006, 2011) empfiehlt das Konzept der inneren HelferInnen. Manchmal waren die Überwältigung und die damit verbundene Hilflosigkeit so groß, dass es nicht gelingen kann, den Widersachern in den Alpträumen aus eigener Kraft etwas entgegenzusetzen. Hier kann vorgeschlagen werden, eine/n innere HelferIn zur Unterstützung zu imaginieren.

Eine Frau träumt immer wieder, dass maskierte Männer in ihre Wohnung eindringen und sie verschleppen. Den Vorschlag, ob es jemanden oder etwas gäbe, was ihr da helfen könnte, kann sie annehmen. Vor ihrem inneren Auge entsteht das Bild eines großen und starken Hundes. Diesen kann sie sich gut vorstellen und beschreiben. Im Wachtraum gelingt die Veränderung der Alptraumsequenz: Als die Täter eindringen, vertreibt der Hund sie durch Bellen und Knurren. Trotzdem verändert sich der ständig wiederkehrende Traum kaum. Manchmal gelingt es ihr sogar, von dem Hund zu träumen, aber er ist zu schwach gegen die Angreifer. Wir greifen das Bild nochmals auf: Wie ließe sich dieser innere Helfer stärker machen? Die Träumerin imaginiert jetzt ein ganzes Rudel von Hunden. Jetzt, mit diesen vielen Helfern an ihrer Seite, gelingt es in der Imagination sehr gut, sich vorzustellen, wie ihre Hunde die Angreifer vertreiben. Es bekommt sogar etwas Lustvolles, als sie sich vorstellt, wie die Hunde die Angreifer beißen. Sie bekommt von uns einen Stoffhund, der der ersten Imagination gleicht, geschenkt. Damit kann sie ein Symbol für ihre inneren Helfer ans Bett setzen und über ihren Schlaf wachen lassen (siehe dazu auch Kap. 2.10 Regression – Begleitung zu altersadäquaten Bewältigungsformen).

Die Träume sind nicht ganz verschwunden, aber sie sind wesentlich besser kontrollierbar geworden.

Beruhigung

Wie die Übererregung nach schweren Traumatisierungen funktioniert, haben wir dank der Neurowissenschaften in den letzten Jahren viel besser verstehen gelernt (z. B. Fischer u. Riedesser, 2003; Onnasch u. Gast, 2011, UNHCR, 2016).

Menschen, die durch traumatische Ereignisse verletzt sind, reagieren auf Alarmsignale stärker, generalisierter und sie brauchen länger, um sich nach Aufregungen wieder zu beruhigen. Gerade Letzteres erscheint mir wichtig: genug Zeit zu geben, damit wieder Beruhigung eintreten kann!

Im praktischen Alltag heißt dies, Strategien zur Beruhigung zu finden.

Wenn Menschen sehr aufgeregt sind, werde ich besonders ruhig. Ich spreche ruhiger und langsamer. In dolmetschgestützten Gesprächen bitte ich die ÜbersetzerInnen, sich in ihrem Ausdruck mir anzupassen, also auch langsam und ruhig zu sprechen. Die Aufregung darf erzählt werden, es gibt genug Raum und Platz dafür. Aber zuerst wird versucht, die Situation zu beruhigen: gut durchatmen, sich gut hinsetzen, vielleicht einen Schluck Wasser trinken, den Raum um sich herum wahrzunehmen kann guttun. Auch während sehr aufgeregten Erzählungen können bei Bedarf Pausen zur Beruhigung eingelegt werden.

Meist wird Zeit gegeben, damit ohne viele Unterbrechungen erzählt werden kann. Bei sich steigender Aufregung während einer Erzählung ist es günstig, beruhigend einzugreifen und die Aufregung nicht weiter steigen zu lassen.

Konzentrations- und Merkstörungen

Gerade SchülerInnen sind von diesem Problem betroffen und erleben ihre verminderte Fähigkeit, sich auf Lerninhalte zu konzentrieren bzw. sich Gelerntes zu merken, als sehr belastend. Sie wissen, dass sie früher besser in der Lage waren zu lernen. Dieses Symptom kann massiv Angst machen, wenn es selbst bei großer Anstrengung nicht gelingt, gute Lernergebnisse zu erzielen.

Wir kennen dieses Phänomen ja von akuten Störungen. Gibt es während einer Unterrichtsstunde einen Alarm, werden alle SchülerInnen ihre Aufmerksamkeit auf dieses Signal richten. Es gilt zu klären, ob Gefahr, vielleicht sogar Lebensgefahr, besteht und ob etwas getan werden muss, um mich selbst und andere sofort zu schützen. Wenn nicht sicher ist, ob Leib und Leben in Gefahr sind, wird jeder andere Inhalt unwichtig und wird daher keine Aufmerksamkeit mehr bekommen.

Traumatisierte erscheinen mir wie Menschen, die die Frage, WARUM das eigene Leben und das Leben meiner Angehörigen in Gefahr war und was zu tun gewesen wäre, damit es weniger schlimm ausgegangen wäre, noch nicht geklärt haben. Immer wieder können sich diese Fragen über Deutschvokabel, mathematische Formeln und anderen Lernstoff schieben und so den schulischen Erfolg massiv beeinträchtigen.

Einige Ideen, um mit diesen Problemen besser umzugehen, werden hier vorgestellt.

• Abwechslung der Lernmethoden:
Unterricht sollte möglichst abwechslungsreich und mit vielen Methoden gestaltet werden, damit die Aufmerksamkeit immer wieder neu geweckt wird und das Lernen mit möglichst vielen Sinnen im Hier und Jetzt angeregt wird.

• Gemeinsames Lernen:
Es sollte möglichst in Gruppen und im Austausch gelernt werden. Erfahrungsgemäß treten Konzentrationsstörungen, die traumatisch verursacht wurden, vor allem dann auf, wenn der/die Lernende allein mit den Büchern und Unterlagen ist. Das Lernen in Anwesenheit anderer hält die Aufmerksamkeit in der Gegenwart und lädt immer wieder zur Fokussierung auf die gemeinsame Herausforderung, den Lernstoff zu bewältigen, ein.

• Selbstwert fördern:
Der Fokus sollte auf dem Erreichten liegen und nicht auf den Defiziten. Z. B. anerkennen, dass 30% beim Test richtig beantwortet wurden und nicht auf die 70% falsche Antworten den Schwerpunkt legen. Ich benutze auch das altbewährte Bild des halbvollen bzw. halbleeren Glases (siehe dazu auch Kap. 2.8 Verletzter Selbstwert – Selbstwert stärken).

Traumatische Erlebnisse können ein Leben lang wirksam sein

Traumatische Erlebnisse bedeuten in verschiedenen Lebensphasen und verschiedenen Situationen jeweils etwas Anderes und müssen daher immer wieder neu in die aktuelle Lebenssituation integriert werden.

Fischer und Riedesser (2003) haben bereits darauf hingewiesen. Auch in der psychotherapeutischen Arbeit erleben wir, dass KlientInnen nach mehreren Jahren wieder um Termine bitten, weil aufgrund einer aktuellen Situation die traumatische Vergangenheit neu bewertet und integriert werden muss. Das war z. B. so, als im Sommer 2015 die Bilder der vielen Flüchtlinge für die ehemaligen Opfer der Balkankriege re-traumatisierend wirkten. Sie sahen sich 20 Jahre später wieder zurück im Krieg. Oder ein Familienvater, der selbst im Alter von 17 Jahren schlimme Folter erlitten hat, bittet erneut um einige Sitzungen. Jetzt ist sein ältester Sohn so alt wie er damals war und er hat auf einmal große Angst um seine Kinder.

Wenn wir eine Therapie beenden, sagen wir unseren KlientInnen, dass sie bei Bedarf wiederkommen dürfen. Meist braucht es dann auch nicht mehr lange Interventionen. Einige Termine können meist schon sehr hilfreich sein. In der psychosozialen Betreuung sollte es ähnlich sein. Es ist gut, wenn es stabile Beziehungen gibt und bei Bedarf um Unterstützung gebeten werden kann.

Kohärenzgefühl

Das bisher Gesagte bezieht sich auf die psychischen Verletzungen, die durch massive Gewalteinwirkungen entstehen können. Es ist aber auch interessant zu fragen, was Menschen trotz dieser furchtbaren Erlebnisse überleben, und teilweise erstaunlich gut überleben, ließ.

Anton Antonovsky (1997) ging in seinen Forschungen der Frage nach, was Menschen, trotz schwieriger und belastender Umstände, gesund bleiben lässt. Er beschreibt das Kohärenzgefühl, das auf drei wesentlichen Komponenten beruht:

1. Verstehbarkeit

Damit ist die Fähigkeit, das Erlebte geordnet wahrzunehmen, gemeint. Es ist möglich, die traumatischen Erlebnisse so zu verstehen und zu erzählen, dass sie der/die Zuhörerin nachvollziehen kann und damit auch der Erzählende selbst (siehe dazu auch Kap. Möglichkeiten der Kommunikation und ein Narrativ finden). Die Erfahrungen können in Sprache gefasst werden.

2. Handhabbarkeit

Physische und psychische Ressourcen können genutzt werden, um auf die schrecklichen Erlebnisse zu reagieren und sich daraus zu befreien. Das können die eigenen Stärken und Handlungsmöglichkeiten sein, aber auch die Fähigkeit, zu erkennen, wo andere Personen Hilfe anbieten und diese auch annehmen zu können.

3. Bedeutsamkeit oder Sinnhaftigkeit

Das Leben kann trotz der traumatischen Erlebnisse als sinnvoll und bedeutsam verstanden und erlebt werden. Religiöse Vorstellungen und der Glaube an das Weiterleben nach dem Tod sind bei vielen Menschen die wichtigen Stützen, um das, was ihnen und ihren Angehörigen passiert ist, in einem sinnvollen größeren Kontext zu verstehen (Antonovsky, 1997).

2. Zehn Folgen von Traumatisierungen und wie wir diesen in der psychosozialen Arbeit begegnen können

Dieses Konzept wurde bei vielen Workshops in Österreich und in Krisenregionen in Südasien entwickelt und es soll gerade im psychosozialen Bereich hilfreich sein. Die Grundregel „Do no harm" (Es soll zu keinen weiteren Verletzungen durch die Intervention kommen), wie sie in den Richtlinien für psychosoziale Unterstützung in Krisensituationen definiert wurde, gilt als Maß aller beschriebenen Vorschläge und Interventionen (IASC, 2007).

In den Richtlinien werden unter anderen folgenden Eckpunkte genannt:

- Hilfe soll koordiniert werden, damit möglichst alle Betroffenen erreicht und Verdoppelungen bzw. Lücken im Versorgungssystem vermieden werden können.
- Information über die jeweilige Situation muss Grundlage für jede Planung von psychosozialen Hilfsangeboten sein.
- Kulturelle Kompetenz und Sensibilität soll entwickelt und vertieft werden.
- Die Menschenrechte sind Grundlage jeden Handelns. Machtverhältnisse und Rollenverständnis zwischen den HelferInnen und den Betroffenen müssen immer wieder reflektiert und wenn notwendig verbessert werden (IASC, 2007, S. 10).

Im Folgenden beschreibe ich zehn verschiedene Aspekte der psychischen Auswirkungen von schweren Traumatisierungen. Sie werden benannt, analysiert und im Kontext von Krieg, Folter und Flucht diskutiert. Es geht darum zu verstehen, was traumatische Erfahrungen verursachen und wie dem in der psychosozialen Arbeit begegnet werden kann. Aus diesem Verständnis ergeben sich mögliche Handlungsstrategien. Dieses Buch erhebt keinen Anspruch auf Vollständigkeit, will aber anhand von Beispielen dazu anregen, genau hinzusehen und Beziehung mit traumatisierten Menschen positiv zu gestalten.

Natürlich gibt es dabei immer wieder Überlappungen zwischen den einzelnen Aspekten, auf die in den einzelnen Kapiteln auch hingewiesen wird. Die Reihenfolge der Kapitel ist nicht hierarchisch zu verstehen, sondern verschiedene Teilperspektiven der psychischen Verletzung – Traumatisierung – werden von unterschiedlichen Seiten beleuchtet.

2.1 Chaos – Sicherheit

Sicherheit stellt eine Grundkomponente menschlichen Lebens dar. Sichere Bindung ist nach Erikson das erste Thema in der psychischen Entwicklung.

Sie ist die Basis für alles: wie wir uns selbst erleben, wie wir unsere Umwelt und unsere Mitmenschen wahrnehmen und mit ihnen interagieren. Idealerweise lernen wir durch die sichere Haltung unserer Eltern, dass wir in dieser Welt sicher sind und wir entwickeln eine gute Basissicherheit für unser ganzes Leben. Auch wenn wir wissen, dass es auf dieser Welt schreckliche Dinge gibt, können wir unseren Alltag so gestalten, als könnte uns nichts passieren. Und tatsächlich ist dies auch notwendig, damit wir die Herausforderungen der Gegenwart bewältigen und Zukunftsperspektiven entwickeln können.

Chaos – Zusammenbruch aller Sicherheiten

Traumatische Situationen sind immer vom Zusammenbruch von guten Strukturen und Unsicherheit gekennzeichnet. Das

Vertrauen darauf, dass Altvertrautes und Bekanntes so bleiben, wie sie sind oder sich in überschaubaren Schritten, die nachvollzogen werden können, verändern, wird erschüttert. Auf einmal ist alles ganz anders. Alle bisher erlernten und bewährten Strategien zur Bewältigung sind auf einmal wertlos. Nichts, was bisher gut funktioniert hat, zeigt Wirkung.

Chaos ist ein zentrales Element in traumatischen Situationen. Krieg ist gekennzeichnet durch den Zusammenbruch vieler, und manchmal auch aller, bisher vertrauten und alltäglichen Strukturen. Jederzeit kann es zu einem tödlichen Ereignis kommen.

Wer flieht, lässt vertraute Strukturen zurück und alles, was vor den Menschen liegt, ist ungewiss und unsicher.

Sichere Begegnungen

Gerade die neu angekommenen Flüchtlinge haben sich als Teil einer Masse erlebt, ihre Individualität wurde immer wieder in Frage gestellt. Umso wichtiger sind Begegnungen, die Freundlichkeit und Empathie signalisieren und die Sicherheit vermitteln, als Mensch willkommen zu sein. Auch dort, wo die Begegnung sehr kurz ist, können freundliche Gesten wie ein Lächeln, eine Frage nach dem Wohlbefinden etc. genügend Vertrauen geben, um genug Kraft für die weitere Reise zu haben.

Fluchtwege kommen mir immer wieder so vor wie das Durchqueren einer Steilwand. Jeder Schritt ist gefährlich und ungewiss. Unachtsamkeiten und manchmal auch nur Pech können zum Absturz führen. Da tut es gut, dazwischen ganz sichere Haken und Ankerpunkte zu haben. Auch kleine ruhige Rastplätze helfen, Energie für den weiteren – gefährlichen – Aufstieg zu sammeln.

Kurze menschliche Begegnungen können diese notwendige Sicherung und diese Energiespender sein. HelferInnen erleben sich angesichts der Wucht des menschlichen Leides oft überfordert und hilflos. Sie haben das Gefühl, nicht genug für diese Menschen zu tun. Und übersehen dabei, wie viel Gutes sie durch

Freundlichkeit und ihre kleinen Gesten gemacht haben: Sie waren immer wieder genau diese sicheren Anker auf einer unsicheren Reise. Jahre später, wenn z. B. in den Psychotherapien die eigene Lebensgeschichte mit allen Verletzungen, aber auch mit den Stärken erzählt wird, sind diese kleinen Begegnungen, die in einer sehr chaotischen Zeit Sicherheit gegeben haben, und sei es auch nur für einen kurzen Moment, immer noch zentral. Sie haben das Weitergehen oft erst möglich gemacht.

Wenn HelferInnen sich angesichts der vielen Menschen, die auf der Flucht sind, und deren großer Bedürftigkeit überfordert fühlen, will ich dies zu bedenken geben: Auch kleine Hilfe, die mit Freundlichkeit und Respekt erwiesen wird, ist eine wertvolle, manchmal überlebensnotwendige Unterstützung.

Informationen geben Sicherheit

Um sich in einer unsicheren Welt wieder orientieren zu können, braucht es viele Informationen. Immer wieder neue Orte und neue Regeln müssen einmal verstanden werden und sollten deshalb so einfach und klar wie möglich erklärt werden: Wo bin ich, wie lange werde ich voraussichtlich hier sein, welche Regeln gelten hier usw.? Für die offenen Fragen soll es Anlaufstellen geben.

Vor allem wenn Familienmitglieder oder FreundInnen verloren wurden, braucht es schnell die Möglichkeit, mit der Suche zu beginnen. Im Herbst 2015 haben die Suchsysteme entlang der europäischen Hauptfluchtrouten gut funktioniert und meist konnte die schreckliche Ungewissheit schnell beendet werden. Selbst wenn es in einer unübersichtlichen Situation nichts Neues gibt, ist dies eine Information, die hilft, sich zu orientieren. Eine betroffene Person, die erfährt, dass z. B. das verlorene Familienmitglied noch nicht gefunden worden ist, dass aber die Daten an alle verfügbaren Stellen weitergeleitet worden sind etc., erfährt damit, dass sie nicht allein gelassen ist und dass gehandelt wird. Am schwersten ist in solchen Situationen, die

Hilflosigkeit auszuhalten. Nachfragen, selbst einen Handlungs-spielraum zu bekommen und zu wissen, dass ein ganzes Hilfs-system unterstützt, gibt die Möglichkeit aktiv und so nicht der Hilflosigkeit ausgeliefert zu sein.

Manchmal verunsichern ungenaue oder halbe Informationen, die in der eignen Gruppe verbreitet werden. Die Angst, die alle Flüchtlinge haben, lassen Gerüchte oft sehr monströs werden. Z. B. verbreitete sich unter afghanischen Jugendlichen die Nachricht, dass einem von ihnen die Verlängerung des subsidiären Schutzes (Aufenthaltsberechtigung) verweigert worden wäre und dass dies nun für sie alle gelte. Niemand kannte den angeblich Betroffenen und so konnte auch niemand die Gründe für die Ablehnung nennen bzw. klären, ob es überhaupt stimmt. Für uns HelferInnen gilt es also immer wieder genau hinzuhören, Informationen einzuholen (in diesem Fall war von offizieller Seite kein solcher Fall belegt) und sie den Flüchtlingen weiterzuleiten. Klare Informationen helfen sich zu orientieren. In dem genannten Fall konnte einfach die Situation beruhigt werden. In anderen Fällen ist es möglich, die Gefahr anhand der Information einzuschätzen und die Auswirkungen auf die persönliche Situation zu bewerten. Daraus kann wiederum klar erkannt werden, ob es notwendig ist, aktiv zu werden oder eben nicht.

Sicherheit ist auch für alle Begegnungen mit Behörden wichtig. Die Berichte von Asyleinvernahmen unserer Klient-Innen zeigen dies immer wieder: In negativen Fällen ist die Interviewsituation re-traumatisierend, weil massiv Unsicherheit erlebt werden muss. Aber es gibt auch Berichte von sehr respektvollen und sicheren Gesprächssituationen: Es wurde Raum und Zeit gegeben sich sicher zu fühlen und ruhig erzählen zu können. Es ist natürlich günstig, wenn die Flüchtlinge zu diesen so belastenden Terminen begleitet werden. Zu wissen, dass eine vertraute und wohlwollende Person da ist, kann das subjektive Sicherheitsgefühl enorm erhöhen.

Sichere Beziehungen

Sicheren Raum für die Begegnung schaffen

Am Beginn jeder Beziehung sollte viel Raum und Zeit gelassen werden, um sich langsam kennenzulernen. Auch der reale Raum wird bewusst wahrgenommen und gestaltet. Wie ist es am bequemsten zu sitzen? Passt der Abstand zwischen uns? Passt das Licht? Gibt es unsichere Elemente im Raum, die besprochen und/oder verändert werden müssen?

In der Psychotherapie ist Verschwiegenheit ein wichtiges Element. Während das therapeutische Setting durch klar vorgegebene Regeln viel Sicherheit anbietet, muss dies im psycho-sozialen Bereich immer wieder neu definiert werden. Es lohnt sich aber, sich dafür Zeit zu nehmen.

Keine falschen Versprechen geben/Versprechen halten

Verbale und non-verbale Versprechen sollen gehalten werden. Menschen, die viele chaotische Situationen durchlebt haben, brauchen so viel Klarheit wie nur irgendwie möglich. Wenn ich sage: „Sie können mich jederzeit anrufen." heißt das auch drei Uhr morgens – auch das ist jederzeit. Wenn ich diese Zusage nicht machen möchte, da sie ja auch meine eigenen Grenzen verletzen würde, ist es besser präziser zu formulieren, wie etwa: „Sie können mich tagsüber anrufen. Wenn ich nicht antworte, hinterlassen Sie bitte eine Nachricht. Ich rufe Sie dann so bald wie möglich zurück".

Klare Grenzen für beide Seiten

Diesem Thema ist ein eigenes Kapitel gewidmet. Grenzen geben Sicherheit für beide Seiten und schützen vor Überforderung und Übergriffen. Gerade dort, wo auf der einen Seite die Not so groß ist, kommt es zur Aufweichung der Grenzen der HelferInnen. Dies mag für eine sehr kurze Zeit in Krisensituationen auch möglich sein, wird aber in längeren Beziehungen zur Belastung und sollte daher so bald wie möglich wieder etabliert werden.

Im schlimmsten Fall führt diese Überlastung zur endgültigen Grenze, dem Beziehungsabbruch. Genau dies gilt es im Sinne von psychischer Heilung, aber auch im Sinne der Vermeidung von Re-Traumatisierung zu verhindern. Alle Flüchtlinge haben geliebte Menschen verlassen müssen, als sie geflohen sind; viele konnten sich von wichtigen Bezugspersonen nicht einmal verabschieden. Erneute Beziehungsabbrüche reißen genau diese seelischen Verletzungen wieder auf. Klare Grenzen helfen, Beziehungen gut zu gestalten und eine Basis zu schaffen, auf der ein langes gutes Miteinander möglich ist (siehe dazu auch Kap. 2.3 Grenzverletzung – Wiedergewinnen von guten Grenzen).

Vertrauen in einen sicheren Ort

Wie Orte sicher gestaltet werden können, ist ein beherrschendes Thema in der öffentlichen Diskussion unserer Zeit. Die meisten Sicherheitskonzepte sehen Abschottung und Abwehr, möglicherweise sogar mit Waffengewalt, vor.

Ein ganz anderes Sicherheitskonzept ist mir in Indien begegnet: Vor einigen Jahren war ich zu einem Workshop nach Bongaigoan in Assam eingeladen. In den Monaten zuvor eskalierte der Konflikt zwischen der ethnischen Gruppe der Bodos und muslimischen BewohnerInnen der Region. Es gab zahlreiche Tote auf beiden Seiten, Dörfer wurden niedergebrannt, Tausende wurden vertrieben. Ich wurde von der Leiterin der einladenden Organisation ANT abgeholt. Auf der Autofahrt nach Bongaigoan sprachen wir über den Konflikt. Auch davon, dass hunderte Menschen in dieser Zeit in den Campus gekommen waren, um sich vor den bewaffneten Auseinandersetzungen in Sicherheit zu bringen. In meiner Vorstellung entstand das Bild eines mit hohen Mauern und vielleicht sogar mit Stacheldraht und Kameras gesicherten Zentrums. Umso erstaunter war ich bei der Ankunft. Ein vollkommen offener Ort erwartete mich. Nicht einmal das Haus hatte ein Tor, an den Zimmertüren gab es keine Schlüssel. Der einzige Zaun, der zu entdecken war, beschützte das Gemüse davor, von den Ziegen gefressen zu werden und war ca. 40 cm hoch.

Der sichere Ort ist dort also ein vollkommen offener Platz – das Vertrauen in die Sicherheit entsteht nur durch die Persönlichkeiten des Leitungsteams und der gewaltfreien Atmosphäre in diesem Campus! Der von mir geleitete Workshop sollte weiter an diesem Thema arbeiten: Gemeinsam mit Bodos, Moslems und Angehörigen anderer ethnischer Gruppen ging es darum, welche psychosozialen Hilfestellungen in den Flüchtlingslagern angeboten werden können. Zugleich war es auch für die TeilnehmerInnen selbst wichtig, sich mit ihren eigenen traumatischen Erfahrungen auseinander zu setzen und davon zu erzählen und auf dieser Basis einander zuzuhören.

Das Konzept des sicheren Ortes ist auch ganz zentral in der Arbeit mit Menschen, die erleben mussten, dass die vertraute Umgebung, die Heimat, auf einmal vollkommen unsicher und lebensbedrohlich geworden ist. Es erinnert mich auch an eine Psychotherapiesituation:

Der schwer gefolterte Klient litt unter massiver Schlaflosigkeit. Jedes noch so kleine Geräusch ließ ihn hochschrecken und machte ihm Angst. In der Therapie brauchten wir lange, bis er sich zunehmend sicher fühlen konnte. In dieser Phase kam er einmal um eine Stunde zu früh zu seinem Termin. Ich bat ihn im Wartebereich, der von vielen anderen Menschen frequentiert wurde, Platz zu nehmen und zu warten. Als ich ihn zu seinem Termin abholen wollte, lag er über drei Sessel ausgestreckt und schlief tief und fest. Das Vertrauen darauf, dass es bei uns sicher ist, hat ihm ermöglicht, hier zur Ruhe zu kommen.

Sich an bestimmten Orten sicher zu fühlen hat viel mit Vertrauen in Menschen zu tun. In allen psycho-sozialen Situationen gilt es, eine Atmosphäre der Sicherheit anzubieten, in der Beziehung aktiv gestaltet werden kann und damit auch ein Modell, das auf andere Situationen übertragbar ist, zu haben.

Sicherer innerer Ort

Diese Imaginationsübung ist wohl eine der großen Säulen der psychotherapeutischen und psychosozialen Arbeit mit traumatisierten Personen (Reddemann, 2012). Ich verwende sie sowohl im therapeutischen Kontext wie auch mit verschiedenen Gruppen. Gerade dort, wo die äußeren Umstände prekär sind und die Umwelt nicht als sicher erlebt werden kann, funktioniert meiner Erfahrung nach die Reise zum persönlichen inneren sicheren Ort sehr gut. Diese Übung kann sowohl in der posttraumatischen Arbeit, wo es um die Rückgewinnung der verlorenen Sicherheit geht, eingesetzt werden, wie auch in akut bedrohlichen Situationen helfen, zu beruhigen und zu stabilisieren. Wem es gelingt, einen inneren sicheren Ort für sich zu etablieren, der/die hat eine psychische Ressource gut zur Verfügung.

Die TeilnehmerInnen werden eingeladen, sich an ihren persönlichen sicheren Ort zu begeben. Das kann ein realer Ort sein, aber auch ein Ort, der auf dieser Welt gar nicht existiert. Reddemann (2012) empfiehlt, keine realen Personen an diesem Ort zu haben, da Menschen nie ganz sicher sind. In unserer Imagination müssen wir uns nicht an physikalische Gesetze und biologische Möglichkeiten halten. Um sich auf diese innere Reise zu begeben, können die Augen geschlossen werden oder, wenn dies zu unsicher ist, einfach ein bestimmter Punkt im Raum fixiert werden. Es wird eingeladen, diesen Ort vor dem inneren Auge entstehen zu lassen: Wie sieht es dort aus, wie hört sich dieser Ort an, welche Temperatur hat es etc.?

In der Anleitung wird eingeladen diesen besonderen inneren Ort mit möglichst vielen Sinnen vorzustellen und dann auch für eine Weile dort zu verweilen. Zum Abschluss der Übung wird nochmals der Ort gut wahrgenommen und zum Abschied eingeladen. Auch wenn der innere Ort jetzt verlassen wird, so kann jederzeit zurückgekommen werden. Es wird Zeit gegeben zurück in den Raum zu kommen und sich dann einmal gut zu strecken und zu dehnen.

Sichere innere Orte gehören dem, der sie imaginiert, und können durch äußere Einflüsse nicht zerstört werden (siehe dazu auch Kap. 1 Innere HelferInnen).

Sichere Umwelt

Flüchtlingen wurde der sprichwörtliche „Boden unter den Füßen" gleich doppelt weggezogen. Einerseits haben Krieg und Terror die Grundsicherheit in Frage gestellt und die Heimat zu einer unsicheren Region gemacht, andererseits betreten sie mit jedem Schritt auf der Flucht neuen Boden, von dem sie nicht wissen, ob sie bleiben dürfen, ob er sie trägt. Dem Grund, auf dem sie hier mitten in Europa stehen, ist erst dann für sie stabil, wenn sie eine sichere Aufenthaltsberechtigung bekommen. Umso wichtiger ist es daher, immer wieder aktuellen Sicherheitsbedürfnissen die notwendige Aufmerksamkeit zu schenken.

Überprüfen dürfen

Es kann notwendig sein, immer wieder zu überprüfen, ob der Raum sicher ist. Ein Klient, der schwere Folter erlebt hat, muss zu Beginn der Sitzung immer wieder die Zimmerdecke genau anschauen, ob keine Haken von der Decke hängen. Manchmal muss in den Schränken nachgesehen werden, ob da nichts Gefährliches verborgen ist.

Geräusche von außen werden benannt. Als z. B. im Haus Renovierungsarbeiten gemacht wurden, wurde kurz über die ungewöhnliche Geräuschkulisse gesprochen und auch wenn der Lärm ärgerlich war, so störte er doch nicht die Sicherheit des Gesprächszimmers.

Auch die Beziehung selbst darf immer wieder geprüft werden: Verschwiegenheit wird meist nicht nur einmal zugesichert, sondern immer wieder. Manchmal braucht es, bevor von sehr tiefliegenden Traumatisierungen erzählt werden kann, die Zusicherung, dass der/die Zuhörende das auch aushalten kann.

Grounding

Übungen, in denen bewusst der Boden unter den Füßen gespürt werden kann, können sehr hilfreich sein. Mit beiden Füßen am Boden stehen, den Kontakt zwischen Fußsohlen und Boden spüren und bewusst wahrnehmen, dass dieser Boden hält, kann in Situationen der Unsicherheit immer wieder guttun und Halt geben.

Erklärungen bekommen

Gerade in politisch unsicheren Zeiten können Informationen über Innen- oder Außenpolitik, die dann aufgrund der doch noch mangelhaften Sprachkenntnisse nur teilweise verstanden werden, massiv verunsichern. Hier ist es gut, wenn jemand da ist, denn man fragen kann und der genug Geduld hat, zu erklären und zu relativieren. Als TherapeutInnen stellen wir uns an die Seite unserer KlientInnen und benennen das Unrecht auch als Unrecht!

„Was wirklich geschehen ist, kann man nur in seinem politischen und sozialen Kontext verstehen, dem wir nicht gleichgültig gegenüberstehen. Mit unseren Patienten teilen wir eine bestimmte Haltung gegenüber den gesellschaftlichen Verhältnissen," zitiert und übersetzt David Becker (1992) die therapeutische Haltung von Elizabeth Lira und Eugenia Weinstein (1984). Becker spricht von der „Vinculo Comremetido" – der eingegangenen Beziehung. Dort, wo es um Grund- und Menschenrechte geht, stehen wir an der Seite unserer KlientInnen und das sagen wir ihnen auch.

Diese Haltung gilt für die Psychotherapie mit Flüchtlingen und vielleicht noch mehr für die gute psychosoziale Begleitung.

Sicherheit in die eigene Person wiedergewinnen

In traumatischen Situationen erleben Menschen immer wieder das Versagen ihrer eigenen körperlichen Fähigkeiten. Sie können der massiven Gewalt, die von außen eindringt, nicht genügend eigene Kraft entgegensetzen. Die persönlichen Schutzmechanismen brechen zusammen, man erlebt sich zitternd, weinend, schreiend, unfähig sich und andere zu schützen. Gerade dort, wo es zu massiver körperlicher Gewalt bis hin zur Vergewaltigung gekommen ist, wird danach der eigene Körper als Ort der Traumatisierung und Unsicherheit erlebt. Daher ist es ganz wesentlich auch wieder Sicherheit in die eigene Person zu gewinnen (siehe dazu Kap. 2.5 Schmerz – Verständnis und Strategien der Schmerzbewältigung und Kap. 2.8 Verletzter Selbstwert – Selbstwert stärken).

Das Erlernen von Selbstverteidigung kann das alte Vertrauen in die eigenen Möglichkeiten zurückbringen und erweitern. Das Wissen, ich kann mich bei entsprechender Übung und bei entsprechendem Training auch aus der physischen Gewalt eines wesentlich stärkeren Menschen befreien, macht Mut und eröffnet neue Möglichkeiten in der Welt zu sein. Die Erfahrung, dass ich über meinen eigenen Körper bestimme und ich entscheide, ob mich jemand psychisch berühren oder angreifen darf, stärkt das Selbstvertrauen.

Es tut gut, sich selbst gut spüren zu können und sich mit sich selbst wohlzufühlen. Das kann durch sportliche Aktivitäten gefördert werden oder auch durch kreative Ausdrucksmöglichkeiten. Dort, wo etwas gut gelingt, soll Anerkennung helfen, sich bestärkt zu fühlen.

Innere und äußere Sicherheit

Die Frage nach dem Unterschied zwischen Sozialarbeit und Psychotherapie habe ich einmal so beantwortet: In der Sozialarbeit geht es um die Herstellung der äußeren Sicherheit. Finanzielle und rechtliche Angelegenheiten, Wohnen, Beruf, Schule, Versicherung sind Themen, die es zu klären und sicherzustellen gilt. All diese Aufgabenbereiche habe ich in der Psychotherapie nicht. Dafür geht es hier um die innere Sicherheit. Dort, wo in der Vergangenheit die Welt zusammengebrochen ist und viel Chaos war, kann als posttraumatische Folge auch die Gegenwart als sehr unsicher wahrgenommen und erlebt werden, obwohl äußere Sicherheit gegeben ist. Eine zentrale Aufgabe der Psychotherapie ist also die (Wieder-)Herstellung von innerer Sicherheit. Der Mensch darf sich mit sich selbst, seinen Mitmenschen und seiner Umwelt sicher fühlen.

Psycho-soziale Arbeit umfasst beide Bereiche: den äußeren und den inneren. Es kann hilfreich sein, genau hinzusehen und zu analysieren, worum es geht, wenn ein/e Klient/in sehr verunsichert ist. Besteht massive äußere Unsicherheit, weil z. B. die Abschiebung droht, wäre es zynisch, diese auf psychischer – innerer – Ebene zu beantworten. Hier muss etwas zur Herstellung der äußeren Sicherheit getan werden. Beantwortet man aber Fragen, etwa ob sich jemand von seinen Nachbarn bedroht fühlt, obwohl es hier kein Bedrohungspotential gibt, nur auf der äußeren Ebene, bleibt oft zu viel Unsicherheit. Hier geht es wahrscheinlich um eine internalisierte Verunsicherung, die in der Vergangenheit passiert ist und mit der jetzigen Realität wenig bis gar nichts zu tun hat.

Also wird es hier notwendig sein, die Zusammenhänge mit früheren Erfahrungen zu verstehen und so besser und adäquat auf aktuelle Situationen zu reagieren.

2.2 Kontrollverlust – Wiederherstellung von Kontrolle

Dieses Kapitel ist eng mit dem Thema Sicherheit verknüpft. Damit wir uns sicher fühlen können, brauchen wir Kontrolle. Einerseits bezieht sich diese Kontrolle auf uns selbst: auf unseren eigenen Körper, auf unsere Gefühle und unsere Ausdrucksweise, auf unsere Erinnerungen. Wir brauchen aber auch ein gemeinsames Verständnis, wie soziale Beziehungen zu funktionieren haben und können so das Gefühl der Kontrollierbarkeit haben. Auch unsere Umwelt soll vorhersehbar sein: Durch technisches Verständnis und erlernte Abläufe kontrollieren wir die Fortbewegungsmittel, Maschinen um uns; durch angeeignetes praktisches Wissen können wir mit der Natur, die uns umgibt, umgehen und sie unter unsere Kontrolle bringen.

Verlust von Kontrolle in traumatischen Situationen

Situationen werden traumatisch, wenn wir die Kontrolle verlieren und wir den außer Kontrolle geratenen Naturgewalten, technischen Gewalten oder der unkontrollierten Gewalt anderer Menschen ausgesetzt sind. Dies gilt für Kriegserlebnisse (z. B.: Ich kann nichts tun, um das Bombardement zu stoppen), aber noch mehr für Folter. Eine Seite, der Folternde, maßt sich alle Macht der Welt an und der andere, der Gefolterte, ist dieser Situation vollkommen ausgeliefert, kann durch keine wie auch immer geartete Aktion kontrollieren, was passiert. Selbst der eigene Körper, die Körperfunktionen und die eigenen Empfindungen können nicht mehr gesteuert werden. Der Schmerz wird überwältigend und längst vollkommen selbstverständliche Formen der Körperkontrolle funktionieren nicht mehr.

Nach so extremen Erfahrungen erscheint Flucht aus der chaotischen und damit unkontrollierbaren Situation oft die einzige Möglichkeit, wieder die Entscheidungsvollmacht über das eigene Leben zurückgewinnen zu können. Aber dann sind Flüchtlinge erneut in Situationen, die sie nicht kontrollieren können. Sie sind auf Gedeih und Verderben den Schleppern ausgeliefert. Wenn sie Glück haben, sind sie an freundliche Menschen geraten, die ihnen helfen wollen oder auch an Menschen, die ihnen für das bezahlte Geld eine entsprechende Leistung anbieten, sie als

GeschäftspartnerInnen sehen und in ihrer Würde als Menschen respektieren. Aber es passiert nur allzu oft, dass sie wie Ware, die transportiert werden muss, behandelt werden. Sie sind nicht der Sprache des Landes, das sie gerade durchqueren, mächtig und können sich als Illegale auch nicht an die Behörden wenden. Jegliche Kontrolle muss an die Schlepper abgegeben werden, auch dann, wenn diese sie menschenunwürdig behandeln.

Kontrollverlust ist eine prägende traumatische Erfahrung und Flüchtlinge haben meist viel zu viel davon erlebt. Daher ist es wichtig, in allen Begegnungen so viel Kontrolle wie nur irgendwie möglich bei den Betroffenen zu lassen. Situationen, in denen erneut die Kontrolle abgegeben werden muss, haben die gleiche Dynamik wie traumatische Erlebnisse und können daher re-traumatisierend sein!

Information hilft Situationen zu kontrollieren
(siehe auch Kapitel 2.1. Chaos – Sicherheit)

Damit eine neue Situation als überschaubar und zuordenbar erlebt wird, braucht es möglichst viele Informationen. Für Flüchtlinge heißt dies, dass es Informationen in einer ihnen verständlichen Sprache geben soll über den Ort, an dem sie sich befinden; warum und für wie lange sie hier sein werden, die Regeln, die an diesem Ort gelten etc. Wenn es zu Befragungen kommt, braucht es erneut eine gute sprachliche Basis. Diese kann auch mittels eines/r Dolmetschers/in hergestellt werden. Dafür braucht es natürlich auch gute Sprachvermittlung und Personen, die ihre Kompetenz nicht überschreiten und missbrauchen (siehe dazu auch Kap. 3. Der/die Dritte im Bunde).

Manche Nachrichten brauchen auch mehr als eine einmalige Mitteilung. Gerade dort, wo es um sehr wichtige und möglicherweise sogar lebensentscheidende Informationen geht, kann der psychische Stress so hoch sein, dass nicht sofort verstanden wird. Es ist also wichtig eine klare und gut verständliche Sprache zu finden, die möglichst angstreduzierend wirkt. Dies gilt bei Informationen zum Asylverfahren oder bei medizinischen Befunden. Wenn es gute Nachrichten gibt, sollten diese zuerst gesagt werden, um die Sicherheit zu stärken. Auf dieser Basis sind negative Botschaften leichter erträglich und können besser eingeordnet werden. Z. B. kann zuerst über die gute Behandelbarkeit der aufgetretenen Erkrankung gesprochen werden und erst dann über die Risikofaktoren und Einschränkungen.

Ein Klient hat überall angekündigt, dass er im Falle eines negativen Asylbescheids Selbstmord begehen wird. Mit dem Rechtsberater wird dies besprochen und er erreicht, dass ausnahmsweise nur er den Bescheid zugestellt bekommt und mir als Therapeutin die Information zukommen lassen wird, damit ich sie dem Klienten beibringe. Tatsächlich wurde dem Mann subsidiärer Schutz gewährt, aber nicht Asyl. Mit der Kopie in Händen erkläre ich ihm den Sachverhalt: Zuerst wird genau besprochen, was subsidiärer Schutz in Österreich bedeutet: dass er ein Bleiberecht im Land hat, berechtigt ist, sich eine Arbeitsstelle zu suchen, um Familiennachzug ansuchen kann. Ich bitte ihn, mir zu wiederholen, was er verstanden hat und was dies bei ihm auslöst. Er beginnt zu lächeln und kann sich zurücklehnen, die Spannung lässt nach. Die Auskunft, dass er bleiben darf, dass es einen realen Ort für ihn zum Leben gibt, ist angekommen. Danach besprechen wir denn Unterschied zwischen politischem Asyl und subsidiären Schutz.

(Asyl bedeutet die Anerkennung als Flüchtling nach der Genfer Flüchtlingskonvention und damit einhergehend Aufenthaltsrecht, Zugang zum Arbeitsmarkt und zu Sozialleistungen sowie das Recht auf einen Reisepass als Konventionsflüchtling. Subsidiärer Schutz bedeutet ein befristetes Aufenthaltsrecht nach dem Asylgesetz, das zunächst nach einem, dann nach zwei Jahren auf Antrag verlängert werden kann. Subsidiär Schutzberechtigte haben ebenfalls freien Zugang zum Arbeitsmarkt, jedoch in den meisten Bundesländern eingeschränkten Zugang zu Sozialleistungen und können für Reisen, falls kein anderes Reisedokument vorhanden ist, einen Fremdenpass beantragen. Für beide Gruppen besteht freier Zugang zum Bildungssystem.)

Für jedes wichtige Gespräch sollen ein sicherer Ort und auch genügend Zeit vorhanden sein, damit auch nochmaliges Nachfragen möglich ist. Wir erleben immer wieder sehr verängstigte KlientInnen, die mit einer Information konfrontiert sind, die sie nicht verstehen und die damit große Angst macht. Wir nehmen uns dann Zeit für die Übersetzung und für die Erklärung: Je mehr Klarheit über den jeweiligen Inhalt einer solchen Information hergestellt werden kann, umso überschaubarer und kontrollierbarer wird sie. Es entsteht Handlungsspielraum. Der/die KlientIn kann selbst entscheiden, was die nächsten Schritte sein sollen.

Ein Familienvater fühlt sich total überfordert. Er hat Schwierigkeiten im Job, ist auf Wohnungssuche mit der Familie, ein Kind hat Konflikte in der Schule und er hat einen Brief, in dem es um offene Ratenzahlungen geht und den er nicht verstehen kann, erhalten. Wir nehmen ein Blatt Papier zur Hand und schreiben alle Probleme, bei denen Handlungsbedarf besteht, auf. Alle, bei denen in der kommenden Woche etwas getan werden muss, werden markiert, die weiteren auch kurz angesehen und die Dringlichkeit bewertet. Zu allen Punkten wird neben dem Zeitraum geschrieben, was zu tun ist: Wer muss kontaktiert werden? Welche Aktion ist notwendig? Damit wird die Situation für den Klienten überschaubarer und er kann sich strukturieren. Die Probleme sind nicht mehr überwältigend, sondern können Schritt für Schritt angegangen werden.

Den gegebenen Raum gut nutzen

Dies beginnt mit realen Räumen. In der ersten Stunde stelle ich meinen KlientInnen die Wahl ihres Sitzplatzes frei. Sie sollen den Platz wählen können, auf denen sie sicher sind und sich wohlfühlen können. Zugleich will ich vermitteln, dass sie unser gemeinsames Setting mitgestalten und damit ein Stück weit auch mitkontrollieren können.

Als ich einem Klienten die Information gebe, dass eine Therapiesitzung 50 Minuten dauert, winkt er sofort ab – so lange hält er das sicher nicht aus. Also erkläre ich ihm, dass ich diese Zeit exklusiv für ihn Zeit habe, aber er natürlich auch früher die Sitzung beenden kann, er dies kontrollieren darf. Das beruhigt und wir kommen gut ins Gespräch. Die Sitzung dauert dann auch die vorgesehene Zeit. Die Freiheit, die Situation mitbestimmen zu können, ermöglichte das Bleiben.

Die Ungewissheit über die Dauer eines Asylverfahrens ist für fast alle Betroffenen enorm belastend. Sie nimmt die Möglichkeit, das eigene Leben planen zu können. Durch die Unmöglichkeit, einer Erwerbstätigkeit nachgehen zu dürfen, bleiben die erwachsenen Flüchtlinge auf finanzielle und materielle Hilfe angewiesen und können damit ihr eigenes Einkommen und ihre soziale Lage nicht selbstbestimmt gestalten.

Mir erscheint es immer wieder so, als würde der von außen sehr eng gesteckte Rahmen freiwillig noch enger und enger gestaltet. Es geht also immer wieder um die Ermutigung, die Rahmenbedingungen so weit wie nur irgendwie möglich zu nutzen und zu erweitern.

So hören wir immer wieder als Begründung, warum die angebotenen Deutschkurse nicht genutzt werden, dass es sowieso keinen Sinn habe, die Sprache zu lernen, solange der Aufenthalt nicht gesichert ist. Wenn dann nach langer Zeit der so ersehnte Aufenthaltstitel kommt, sind die mangelnden Sprachkenntnisse eine enorme Hürde bei allen weiteren Schritten zur Integration. Auch andere Möglichkeiten, sich selbst weiter zu entwickeln, werden manchmal nicht genutzt. Es ist so, als würden sich die Menschen noch viel weiter einschränken, als es sowieso vorgegeben ist. Immer wieder geht es also um die Ermutigung, die Möglichkeiten in dem enggesteckten Rahmen als AsylwerberInnen so gut wie möglich zu nutzen.

Einer unserer Klienten hat sich große handwerkliche Kompetenz erworben, da er anderen Flüchtlingsfamilien, die vor ihm Asyl erhielten, bei der Einrichtung der ersten Wohnungen geholfen hat. Als viele seiner Landsleute im Sommer 2015 die

Bahnhöfe Österreichs erreicht hatten, war er immer wieder im Einsatz und hat als Übersetzer fungiert und neu Angekommene betreut. Er hat den ihm gesteckten Rahmen als Asylwerber mehr und mehr genutzt und so auch neue Möglichkeiten für sich selbst und andere geschaffen.

Kommunikation mit den Angehörigen

Enorm wichtig ist es zu wissen, wie es den Familienangehörigen geht. Daher sind Kommunikationsmöglichkeiten mit den Herkunftsländern eine wesentliche Komponente um sich sicher fühlen zu können. Die Angst um die Angehörigen kann durch die Informationen, die man erhält, ein Stück weit kontrolliert werden.

Handys bzw. Smartphones sind oft diese Verbindung zu den Angehörigen, aber auch der einzige Aufbewahrungsort für Erinnerungen. Fotos, Dokumente, Nachrichten sind gespeichert und stellen eine Verbindung zum bisherigen Leben in der so ungewissen und neuen Umgebung im Asylland dar.

Klar vereinbarte Zeiten, wann und wie oft zu Hause angerufen oder mittels sozialer Medien kommuniziert wird, erweisen sich oft als hilfreich. Zu viel oder zu wenig Kommunikation kann belasten und erneut das Gefühl des Kontrollverlusts bedeuten. Daher erweisen sich auch hier gut eingespielte Regeln als günstig.

Kontrolle über den eigenen Körper

Der Verlust der Kontrolle über den eigenen Körper wird mit Beschämung und auch großer Angst erlebt und kann zum sozialen Rückzug führen. In den letzten Monaten sahen wir vermehrt KlientInnen, die über Ohnmachtsanfälle berichten. Natürlich gilt es hier unbedingt rasch medizinisch abzuklären, ob eine physische Ursache vorliegt. In erster Linie geht es hier um klare Diagnostik und medizinisch notwendige Interventionen.

Zusätzlich lasse ich mir immer die Umstände, in denen diese Anfälle passieren, schildern. Relativ oft passieren diese nur dann, wenn eine vertraute Person in der Nähe ist, die sich dann um die ohnmächtige Person kümmern kann. Es scheint also so, als würden diese Anfälle nicht vollkommen unkontrolliert passieren, sondern Teil eines Beziehungsgeschehens und damit ein kleines, wenn auch unbewusstes Stück steuerbar sein. Die Umstände solcher Anfälle können also ein guter Indikator sein, um die sozialen Rahmenbedingungen (ständige Überwachung und Begleitung oder eben nicht) organisieren zu können.

Mit fast allen KlientInnen machen wir einfache Körperübungen: Den Boden unter den Füßen spüren und mit allen Teilen der Fußsohlen wahrnehmen. Druck ausüben und wieder wegnehmen. Der Boden hält.
Bewusst atmen. Darauf achten, wie ich ein- und ausatme. Einen Ton erzeugen, um das Ausatmen zu verstärken.
Die eigenen Hände bewusst auf die schmerzende Stelle legen und dieser Eigenberührung nachspüren (zum Weiterlesen: Reddemann, L. (2011, 2012)).

Sportliche Aktivitäten

Bei sportlichen Aktivitäten wird diese positive Körperwahrnehmung noch verstärkt. Durch Training werden die physischen Möglichkeiten erweitert und das positive Gefühl, Kontrolle über meine Körperfunktionen zu haben, wird positiv erlebt.

Ley, C., Lintl. E. u. a. (2014) empfehlen für sportliche Aktivitäten unter anderem:
• nach Geschlechtern getrennte Angebote machen
• klare Strukturen geben vor allem in der Anfangsphase Sicherheit, wie z. B. eine geschlossene Gruppe

- die TeilnehmerInnen dürfen aktiv mitentscheiden, wie das Programm aussieht
- jede/r entscheidet selbst, wobei er mitmachen will oder eben auch nicht
- Über- oder Unterforderung soll vermieden werden
- es soll einen progressiven Aufbau des Programms geben (siehe dazu auch Kapitel 2.6. Aggression – anerkennen, zuordnen und Aggressionskontrolle)

Selbstverteidigung speziell für Frauen und Mädchen, die Opfer von körperlichen Übergriffen geworden sind, können den Ausstieg aus der Opferrolle ermöglichen. Die Erfahrung, dass ich durch bestimmte Techniken und Griffe auch körperlich wesentlich stärkere Personen von mir fernhalten kann, gibt viel Kraft und lässt Freiräume zurückerobern. Natürlich muss im Training darauf geachtet werden, dass die Teilnehmerinnen zueinander Vertrauen aufgebaut haben und die Übungen so angstfrei ausprobiert und eingeübt werden können (siehe dazu auch Kapitel 2.8. Verletzter Selbstwert – Selbstwert stärken).

Schmerz und Schlafstörungen kontrollieren

Traumatisierte Menschen erleben sich oft hilflos und ohne Kontrollmöglichkeit ihren Schmerzen und ihrer Schlaflosigkeit ausgeliefert. Die gleiche Psychodynamik – Schmerz zu erleiden, ohne etwas dagegen unternehmen zu können – wie direkt in den traumatischen Situationen, wird erneut erlebt.

Formen der Selbstbeobachtung, wie ein Schmerztagebuch, eröffnen die Möglichkeit, ein Stück weit Autonomie und Kontrolle über den Körper zurückzugewinnen. Manchmal reicht es, dass Schlafmittel griffbereit zu haben, um sich genügend entspannen zu können und auch ohne chemische Unterstützung einzuschlafen. Allein das Wissen, das Symptom (in dem Fall Schlaflosigkeit) mit Hilfe des Medikaments kontrollieren zu können, ermöglicht Handlungsspielraum und damit Rückge-

winnung der Autonomie (siehe dazu auch Kapitel 2.5. Schmerz –
Verständnis und Strategien der Schmerzbewältigung).

2.3 Grenzverletzung – Wiedergewinnen von guten Grenzen

Wir alle haben klare Körpergrenzen und schon weniger klar
definierte psychische Grenzen. Wir brauchen diese Grenzen,
um uns wohlzufühlen und um gut in Kontakt mit anderen Menschen zu kommen. Diese sind aber nicht statisch, sondern passen
sich ständig neu der Situation und der Qualität der Beziehung
an. Menschen, die uns vertrauter sind, dürfen uns physisch und
psychisch viel näherkommen als Fremde. In einem überfüllten
Bus akzeptieren wir fremde Menschen sehr nahe; in einem fast
leeren öffentlichen Verkehrsmittel finden wir die gleiche Nähe
als unangenehm oder sogar bedrohlich. Körperliche und psychische Grenzen werden auch je nach Kultur anders bestimmt
und gelebt. Eigentlich definieren wir jeden Tag Grenzen nach
altbewährten Schemen und doch immer wieder neu.

Trauma und Grenzen

Trauma, Verwundung, per se ist eine Grenzverletzung. Bei einer
schweren Überschwemmung respektiert das Wasser keinen
Zaun und kein geschlossenes Gartentor; es dringt durch ver-
sperrte Türen und sprengt geschlossene Fenster; es dringt durch
Körperöffnungen. Alle physischen Grenzen werden überschritten, ohne dass die betroffene Person etwas dagegen unternehmen kann. Bei von Menschen verursachten Katastrophen ist es
ähnlich: Die Bomben respektieren keine Mauern und auch keine
körperliche Integrität. Sie stoppen nicht, weil Menschen weinen
und um Verschonung bitten. In der Folter und bei Vergewaltigung wird es noch perverser: Der/die Folternde maßt sich die

Macht an, alle physischen und psychischen Grenzen des Opfers zu brechen. Die Grenzverletzungen erfolgen im direkten physischen Kontakt und werden bewusst und zerstörerisch eingesetzt.

Spätestens wenn unsere körperlichen Grenzen gegen unseren Willen überschritten werden, kommt es zu Verletzungen, zu Traumatisierungen. Aber auch psychische Grenzüberschreitungen führen zu Verletzungen: Menschen sehen etwas Grauenhaftes; durch die Augen dringen Sinneseindrücke ein, die eigentlich niemand sehen soll. Menschen hören Entsetzliches, Menschen sind schrecklichem psychischen Terror ausgesetzt. Jean Améry nennt es „waffenlos der Angst ausgeliefert sein". Keine Schutzschicht steht mehr zur Abwehr zur Verfügung.

Im Krieg und auf der Flucht kommt es immer wieder zum Überschreiten dieser körperlichen und psychischen Grenzen. Wer auf engsten Raum zusammengepfercht in einem LKW geschmuggelt wird, hat wohl kaum die Möglichkeit, über zu große körperliche Nähe zu klagen. Wenn auf Booten die Notdurft öffentlich verrichtet werden muss, wird die Schamgrenze einerseits und die Ekelgrenze andererseits massiv strapaziert und wohl auch überfordert. Immer wieder hören wir Berichte, dass Frauen und Kinder auf der Flucht von sexueller Gewalt betroffen sind. Wenn in Kälte und Regen an einer innereuropäischen Staatsgrenze die Weiterreise verweigert wird, brechen psychische Schutzschichten und führen zu Verzweiflung und Zusammenbruch.

Konsequenzen von Grenzverletzungen

Flüchtlinge haben zahlreiche dieser Grenzverletzungen hinter sich. Daher sind viele nicht mehr in der Lage, sich selbst und damit ihre physischen und psychischen Grenzen zu spüren. Manche reagieren auf Grenzverletzungen mit massiver Distanzierung und Rückzug. Der Nachteil bei so großer Abkehr von anderen Menschen ist natürlich die damit einhergehende Isolation und Einsamkeit.

Viel öfter aber scheint es so, als würden traumatisierte Menschen nicht mehr in der Lage sein, Grenzüberschreitungen von anderen zu kontrollieren und die passende Distanz einzufordern. Zugleich führt dies dazu, dass sie umgekehrt auch nicht die Grenzen anderer erkennen können und daher Grenzen überschreiten. Überforderung von beiden Seiten kann die Folge sein.

Gerade im Rahmen der Flüchtlingsversorgung im Herbst 2015 ist es zu vielen Problemen mit Grenzverletzungen sowohl von Seiten der Flüchtlinge wie von Seiten der HelferInnen gekommen. Aus diesen Erfahrungen kann gelernt werden. Es ist von zentraler Bedeutung, die Grenzen klar zu definieren und zu halten. Dies dient zum Selbstschutz und zum Schutz der anderen.

Re-Etablierung von Grenzen

Für HelferInnen ist es daher doppelt wichtig, gut auf die eigenen Grenzen zu achten, und zwar in beide Richtungen der Beziehung: Was ist gut für mich, wo kommt mir jemand körperlich, räumlich, zeitlich, emotional zu nahe? Und auch: Wo überschreite ich die Grenze der anderen, weil mir kein klares Stoppsignal gegeben wird? Wo respektiere ich die Privatsphäre der Flüchtlinge und wo nicht?

Beispiele dazu:

Grenzüberschreitung von Seiten der HelferInnen:

Eine Gruppe von HelferInnen ist verärgert, weil ihr Hilfsangebot nicht gut angenommen wird. In der Analyse des Besuchs im Flüchtlingsheim zeigt sich, dass in der Begeisterung, helfen zu wollen, viele Grenzen überschritten worden sind. Die HelferInnen sind ohne anzuklopfen in die Zimmer der Flüchtlinge gegangen; einige waren sehr freizügig gekleidet und haben damit Beschämung bei den Betreuten ausgelöst; etliche Fragen, die gestellt worden sind, waren zu eindringlich.

Nachdem in der Supervision daran gearbeitet worden ist, wurde bei weiteren Besuchen sehr bewusst darauf geachtet, dass die Grenzen der HeimbewohnerInnen geachtet und respektiert werden. Viele der Probleme konnten so auf sehr einfache Weise behoben werden.

Grenzüberschreitung gegenüber HelferInnen:

Die im ehemaligen Gasthof untergebrachten Flüchtlinge kommen mit all ihren Problemen zur engagierten Flüchtlingshelferin, die ein Haus auf der gegenüberliegenden Straßenseite bewohnt. Manchmal sitzt sie am Abend im Dunkeln zu Hause, weil sei Ruhe braucht und sie weiß, sobald sie Licht macht und damit klar ist, dass sie daheim ist, wird einer ihrer neuen Nachbarn kommen und um Hilfe bei irgendeinem Problem bitten. In der Supervision spürt die ehrenamtliche Helferin einmal ihrer eigenen Überforderung nach und sie formuliert Grenzen, die sich für sie gut anfühlen. Sie stellt dann mit den Flüchtlingen klare Regeln auf: Sie kommt zweimal die Woche zu ihnen in den Gasthof. Wenn jemand außerhalb dieser Zeit etwas braucht, soll angerufen werden und dann wird je nach Situation entschieden, was zu tun ist: Es reicht ein Telefonat oder ein Treffen entweder im Gasthof oder bei der Helferin zu Hause wird vereinbart. Wenn sie ein Telefonat nicht beantwortet, wird sie zurückrufen, sobald sie dafür Zeit hat. Unangemeldete Besuche sind nicht erwünscht.

Nach anfänglicher Irritation gelingt es doch rasch diese neuen Grenzen zu etablieren.

Grenzüberschreitung innerhalb einer Flüchtlingsfamilie:

Ein 10-jähriges Mädchen hat zuerst ihren Vater und dann auch ihre Mutter im Krieg verloren. Sie klammert sich jetzt an die Tante, die sie aufgenommen hat. Ständig will sie in deren Nähe sein, auch nachts will sie im gleichen Zimmer schlafen. Die Grenzen der Tante werden damit massiv verletzt. In der Beratung der Familie geht es darum, Nähe und Distanz wieder zu definieren und auch zu halten. Dies kann nicht sofort geschehen, sondern ist ein Prozess, der mehrere Monate dauert. Das Mädchen lernt langsam wieder, sich auch unabhängig von der Verwandten in Sicherheit zu fühlen. Es werden klare Informationen gegeben, wieso die Tante weggeht und wann sie wiederkommt. Dabei wird darauf geachtet, dass der Zeitraum so angegeben wird, dass das Mädchen darauf vertrauen kann, dass das Versprechen eingehalten wird bzw. es eine positive Überraschung gibt, wenn die Tante früher zurückkehrt. Auch wenn das Mädchen jetzt alleine ist, lernt sie darauf vertrauen, dass ihre Tante wiederkommen wird. Mit jeder dieser ganz normalen Erfahrungen – jemand geht weg und kommt wieder – gelingt ein kleines Stück mehr an Rückgewinnung von Autonomie und damit auch von guten Grenzen zwischen dem Kind und seiner Pflegeperson.

Klare Rahmenbedingungen

Die Beispiele oben zeigen, wie wichtig es ist, dass Versprechen gehalten werden. In jeder Form von Beratung, Therapie bedeutet dies, dass Regeln wie z. B. ein klarer zeitlicher Rahmen, klare Ortsangaben etc. sicheren Raum öffnen. Auch bei KlientInnen, die Probleme haben, pünktlich zu kommen, sind wir zum angegebenen Termin da. Das Versprechen, in dieser Zeit verfügbar zu sein, wird gehalten. Wenn es doch einmal zu einer Verzögerung kommt, weil z. B. ein Zug Verspätung hat, wird sichergestellt, dass der betroffene Klient telefonisch darüber informiert wird.

Ein Klient kommt mit einer halben Stunde Verspätung zur Therapiesitzung. Es wären also noch 20 Minuten bis zum Ende der Sitzung. Die Kollegin verlängert aber und überzieht 30 Minuten. Dass dieser Klient, dem so weit entgegengekommen wurde, beim nächsten Mal nicht erscheint, ist zuerst unerklärlich. Erst in der supervisorischen Analyse wird klar, dass er das Überziehen als Grenzüberschreitung verstanden hat. Die vereinbarte Grenze – in dem Fall das Ende der Therapiesitzung – wurde nicht gehalten, die Situation ist dadurch zu unsicher geworden.

Auch Gesetze sind klare Rahmenbedingungen. Dort, wo es zu aggressiven Impulsen kommt, können rechtliche Rahmenbedingungen durchaus hilfreich sein, die eigenen Emotionen zu kontrollieren, da ansonsten die Grenze von außen gesetzt werden würde, indem es zu einer Sanktion wegen der Gesetzübertretung kommt.

In der pädagogischen Arbeit gibt es Vereinbarungen, die gehalten werden müssen. Wenn bei Regelverstößen, wie z. B. fehlenden Hausaufgaben, Sanktionen vereinbart wurden, sollten diese auch erfolgen. Es gibt Sicherheit, wenn ich mich auf die Regeln, die getroffen worden sind, verlassen kann. Wichtig bei solchen Sanktionen ist aber immer, dass sie nicht die Würde der Person verletzt. Die Konsequenz erfolgt, wie ausgemacht – aber du/Sie als Mensch bist/sind wertvoll und liebenswert, daran ändert sich wegen des Regelverstoßes ganz sicher nichts!

Selbstreflexion der HelferInnen

Die eigenen Empfindungen sind ein guter Ratgeber, um sowohl die eigenen Grenzen definieren zu können, wie auch die Nähe bzw. Distanz, die für eine gute Beziehung notwendig sind, spüren und benennen zu können. Daher soll sehr achtsam mit den eigenen Gefühlen umgegangen werden. Wenn etwas als zu eng oder als überfordernd erlebt wird, sollten die Rahmenbedingungen in dieser Beziehung neu definiert werden. Wo ist Nähe erlaubt, erwünscht und wo braucht es mehr Abstand, damit die Beziehung auch auf längere Zeit gut gelingen kann?

Umgekehrt ist es auch wichtig, sich immer wieder die Frage zu stellen, ob die gelebte Nähe auch in umgekehrter Rollenverteilung als gut empfunden würde.

Kulturelle Unterschiede – gute Mittelwege finden

Nähe und Distanz werden je nach Kultur und Sozialisierung anders definiert.

Der Kontakt zwischen Männern und Frauen ist in vielen Regionen dieser Welt viel rigider geregelt als in europäischen Kulturen und daher kann es leicht zu Missverständnissen kommen. Wenn z. B. eine gleichaltrige oder jüngere Frau Betreuung im Einzelsetting wie Nachhilfe, Begleitung zu Behörden etc. anbietet, kann das Beziehungsangebot falsch verstanden werden. Körperkontakt verstärkt dieses Missverständnis oft noch weiter. Daher ist es sicher besser, zuerst einmal Distanz zu wahren und die angebotene Hilfe und damit verbundene Beziehung klar zu definieren. Körperkontakt sollte vermieden werden, auf respektvollen Umgang wird geachtet.

Die ehrenamtliche Deutschlehrerin ist alarmiert. Ihr Lieblingsschüler hat ihr seine Liebe gestanden. Scheinbar hat er ihre empathische Haltung als Flirten missverstanden. Sie fühlt sich eingeengt und verwirrt. Es war notwendig, eine weitere, wesentlich ältere, Person dazuzuholen und mit dem Schüler über seine Beziehung und seine Wünsche zu reden. Er wurde in eine andere Lerngruppe aufgenommen. Die Deutschlehrerin hat mehr auf Distanz und Grenzen zu achten gelernt.

Religiöse Regeln können für Irritation von beiden Seiten sorgen, wie z. B. der Ramadan. Aus Respekt vor unseren fastenden KlientInnen (es darf von Sonnenaufgang bis Sonnenuntergang nichts gegessen und getrunken werden) gibt es in dieser Zeit, wie sonst üblich, kein Trinkwasser auf dem Tisch im Therapieraum. Wir selbst trinken aber durchaus in den Pausen, und den nicht fastenden KlientInnen wird selbstverständlich auch weiter Wasser angeboten.

Vermeidung von Beziehungsabbruch

Es erscheint mir sehr wichtig, von Anfang an sehr gut auf die Grenzen in der Beziehung zu achten, um beide Seiten zu schützen. Die Flüchtlinge brauchen stabile Grenzen nach den vielen Grenzüberschreitungen, die hinter ihnen liegen, und manchmal in beengten Wohnverhältnissen noch immer passieren, und auch die HelferInnen, die sich nicht durch zu große Nähe überfordern sollen.

Dieses sich selbst nicht mehr gut spüren können und auch der Wunsch, wieder sichere Beziehungen zu haben, führt oft von Seiten der betreuten AsylwerberInnen zu Grenzüberschreitungen gegenüber den HelferInnen. Klare Regeln, die höflich und respektvoll eingefordert werden, helfen, hier den notwendigen Freiraum zu schaffen.

Wenn es konfus und unübersichtlich wird, ist es für HelferInnen ratsam, sich mit anderen zu besprechen oder auch professionelle Hilfe zu suchen. In Österreich gibt es nach wie vor ein großes Netzwerk an SupervisorInnen, die Ehrenamtlichen in der Flüchtlingsarbeit kostenlos Supervision anbieten (Kontakt: www.asyl.at).

Wenn die betreuten Flüchtlinge professionelle Hilfe brauchen, sollte diese auch gesucht werden. Im Anhang findet sich die Liste der psychotherapeutischen Einrichtungen, die sich speziell an traumatisierte Flüchtlinge richten. In akuten Fällen kann auch bei psychiatrischen Notdiensten sofort um Unterstützung gebeten werden. Die Schwellenangst, solche Angebote auch annehmen zu können, wird oft viel geringer, wenn die bereits vertrauten Bezugspersonen den Kontakt herstellen und vielleicht sogar zum ersten Termin begleiten (siehe dazu Adressen im Anhang).

Mit diesem gegenseitigen sorgsamen Umgang mit Grenzen lässt sich die schlimmste Grenzverletzung vermeiden: der Beziehungsabbruch. Gut geregelte persönliche Grenzen eröffnen aber den Raum, in dem gute und bereichernde Begegnung stattfinden kann und wo stabile Freundschaften wachsen können.

2.4 Sprachlosigkeit – Rückgewinnung von Kommunikation

Durch Sprache kommunizieren wir mit anderen Menschen. Sprache ermöglicht, uns über unsere Vergangenheit und über unsere Zukunftspläne auszutauschen. Durch die Sprache finden wir Erklärungen für die Welt um uns.

Verschiedene Sprachen stellen ein Hindernis dar, aber auch eine Bereicherung für Menschen, die miteinander in Kontakt kommen möchten. Gerade in der Betreuung von Flüchtlingen ist die Mehrsprachigkeit immer wieder von zentraler Bedeutung, meist als Problem der mangelnden gemeinsamen Sprache. Dabei wird oft übersehen, dass auch traumatische Erfahrungen und Sprachlosigkeit im engen Zusammenhang stehen können.

Verständigungsprobleme mit Flüchtlingen beruhen daher oft nicht nur auf der fehlenden gemeinsamen Sprache, sondern auch auf der Unsagbarkeit des traumatischen Erlebens.

Trauma fragmentiert Sprache

Traumatische Situationen per se verursachen Chaos, gewohnte Strukturen und logische Zusammenhänge sind außer Kraft gesetzt. Grauenvolle Dinge jenseits der bisherigen Vorstellungskraft geschehen und da sie jenseits des Erfahrungshorizonts liegen, fehlen auch die Worte, um die Situation zu beschreiben – für andere, aber auch für sich selbst.

Eine Reaktion auf schwere traumatische Situationen ist daher die Fragmentierung der Sprache bis hin zum Verstummen.

Auch wenn die traumatischen Erlebnisse schon einige Zeit zurückliegen, bleiben sie als namenloses Entsetzen bestehen – und gerade daher ist es nicht möglich, psychisch Abstand zu gewinnen. Viel Energie muss aufgewandt werden, um dieses Grauen zu vermeiden und zu unterdrücken.

In der Begegnung mit traumatisierten Menschen kann es daher konfus werden.

„Zeugen unterliegen der Dialektik des Traumas ebenso wie die Opfer. Es gelingt dem Beobachter kaum, ruhig zu bleiben, einen klaren Kopf zu bewahren, mehr als einige wenige Bruchstücke des Geschehens gleichzeitig zu erkennen, alle Einzelheiten aufzubewahren und richtig zusammenzusetzen" (Herman, 2003, S. 10).

In der Psychotherapie gilt es, das Unfassbare zu „fassen" zu kriegen. Es geht zuerst einmal darum, irgendeine Form der Symbolisierung zu finden. Aber auch in allen anderen Begegnungen, wo Menschen miteinander in Beziehung und Kommunikation treten, kann es gelingen, die Vergangenheit ein Stück weit besser zu verstehen und so die Gegenwart und Zukunft zurückzuerobern.

Das Namenlose benennen

Eine Klientin fühlt sich einfach nur grauenvoll und entsetzlich. Aber selbst diese Worte „grauenvoll und entsetzlich" sind die Beschreibungen der Therapeutin. Ich bitte die Klientin, eine Form oder Farbe oder eine Eigenschaft für das, was sie fühlt, zu finden. Sie entscheidet sich schließlich für das Bild eines riesengroßen, giftgrünen Monsters. Damit haben wir zwar nur ein sehr unkonkretes, aber doch beschreibbares Bild, mit dem wir weiterarbeiten können. Auch in der Vorstellung der Therapeutin entsteht eine Imagination. Und wir können damit weitertun: Wie kann dieses Monster weniger gefährlich werden, was braucht es, um sich zu beruhigen? Und einige Wochen später: Lässt sich dieses Monster zähmen, an eine Kette legen?

Am Ende dieser Therapie, rund eineinhalb Jahre später, ist aus diesem Monster ein unfreundlicher, großer, hässlicher Kettenhund geworden. Er ist noch immer da, aber er kann kontrolliert werden. Seine Kette ist zwar lang und es ist besser, nicht zu nahe an ihn heranzukommen. Aber wenn man außerhalb dieses Bereiches ist, ist man – und damit die Klientin selbst – vor ihm in Sicherheit.

Dieses Sprachbild war von großer Wichtigkeit, um in der Therapie weiterzukommen. Hinter dem Bild ist eine traumatische Kriegsgeschichte, gekennzeichnet von Vertreibung, Vergewaltigung und Flucht sichtbar und damit therapeutisch bearbeitbar geworden.

Ausdrucksmöglichkeiten können aber auch außerhalb der Therapie gefunden und genutzt werden. Eine junge Frau sagt ihrer um den toten Freund weinenden Freundin, dass sie ihr ganz dunkelviolett vorkommt. Mit dieser Zuschreibung einer Farbe kann umgegangen werden. Etwas bisher nicht Beschreibbares ist zuordenbar. Es geht darum, die „Farbigkeit" der Trauernden wieder heller zu gestalten und Möglichkeiten für ein breiteres Farbspektrum zu finden. Als sie später vor Zorn ganz rot wird, ist ein neuer Farbtupfer möglich. Langsam darf das Leben wieder alle Farben haben.

Kommunikationsmöglichkeiten und Sprache wiederfinden, kann in jeder Form von zwischenmenschlicher Beziehung gefördert werden. Wenn etwas nicht direkt benannt werden kann, gelingt es vielleicht mit Farben, Formen, Temperatur, Konsistenz etc. zu beschreiben oder eben ein Sprachbild dafür zu finden. Damit entsteht ein Stück weit die Möglichkeit mit anderen zu kommunizieren und es vor allem für sich selbst fassbarer zu machen. Die Symbolisierungen bedeuten auch, Ausdrucksformen zu finden und damit ein zumindest kleines Stück der Distanzierung (Reddemann, 2012).

Verlust von Sprache

Manche Menschen, vor allem Kinder, verstummen nach schweren traumatischen Ereignissen ganz. Umso wichtiger ist es, trotzdem in Kommunikation zu bleiben. Es soll weiter mit den Betroffenen gesprochen werden, auch wenn sie vermeintlich nicht darauf reagieren. Es können andere Kommunikationsmittel wie Schreibzeug und Material zum Zeichnen angeboten werden. Musik kann hilfreich sein – einfach nur zuhören oder selbst Klänge mit Instrumenten zu erzeugen und als weiterer Schritt mit der eigenen Stimme experimentieren und Laute formen. Vielleicht ist dies dann sogar schon der Weg, der Sprechen wieder ermöglichen wird. Einladungen, auf verschiedenen Wegen miteinander zu kommunizieren, können neue sichere Räume eröffnen. Wichtig ist wiederum möglichst viel Kontrolle bei den Betroffenen zu lassen! Mitunter gelingt es sehr rasch, wieder zurück zur Sprache zu finden, aber manche Menschen werden sehr lange dafür brauchen.

Die sechsjährige J. war verstummt, als sie mit ihrer Familie aus dem umkämpften Heimatdorf fliehen musste. Von den Großeltern wusste die Familie zum Zeitpunkt der Flucht nicht, ob sie noch am Leben sind. Das Asylverfahren der Familie zog sich sehr lange hin und die Eltern hatten große Angst vor der Abschiebung. In der Schule fand J. eine verständnisvolle Lehrerin, der es gelang das Kind trotz der Sprachlosigkeit gut in die Klasse zu integrieren. Obwohl J. anfangs kein Deutsch konnte, gelang die Verständigung erstaunlich gut. In der Psychotherapie war vor allem der Zugang über Zeichnungen, Spiele und Pantomime möglich. J. begann zuerst wieder innerhalb der Familie zu sprechen. Aber erst nachdem die Familie in Österreich Aufenthaltsrecht bekommen hatte, war J. bereit, ihren Sprachraum zu öffnen und zur normalen Kommunikation zurückzukehren – in ihrer Muttersprache und in der mittlerweile erlernten neuen Sprache Deutsch.

In diesem zweijährigen Prozess war es vor allem wichtig, mit dem Kind im Kontakt zu bleiben, es immer wieder einzuladen zu kommunizieren, zu zeigen, dass es als Person wichtig ist, aber es zu nichts zu drängen. Das war im therapeutischen Setting so, aber auch in der Schule und bei den Freizeitangeboten.

Einladungen, in Kontakt zu bleiben, sollten so bald wie möglich gemacht werden. Sie sollen aber nicht bedrängen und überfordern.

Die junge Frau kommt nach schweren Misshandlungen durch ihren Ehemann ins Krankenhaus und nach der Entlassung zurück zu ihrer Herkunftsfamilie. Seit sie im Krankenhaus angekommen war, ist sie verstummt. Zurück in ihrem Elternhaus findet sie bereits Schreibutensilien und auch Zeichenstifte vor. Die Eltern sprechen mit ihr und bitten die junge Frau, zu antworten: mündlich, schriftlich, zeichnerisch. Am zweiten Tag schreibt sie kleine Notizen und bereits am dritten Tag beginnt sie wieder mit den ihr vertrauten Familienmitgliedern zu sprechen.

Zusammenhänge in den Fragmenten finden

Während der totale Verlust von Sprache eher selten ist, erscheint es in der Praxis viel häufiger, dass kurz nach traumatischen Ereignissen oder auch später, wenn über traumatische Situationen geredet wird, die Logik der Sprache bricht.

In den ersten Tagen nach dem Tsunami 2004 beispielsweise war extrem auffällig, wie sehr sich die E-Mails aus Sri Lanka von denen davor und dann auch wieder einige Wochen später unterschieden: Kein einziger Satz war vollständig, die Grammatik war verdreht. Es war so, als würde nur mehr in Wortfetzen kommuniziert. Das, was geschehen ist, erscheint weit entfernt von allem, was bisheriger Erfahrung entspricht und was mit Sprache sag- und schreibbar ist.

S. spricht sehr schnell und sehr konfus. Außerdem wechselt er mitten im Satz von Deutsch in Englisch und umgekehrt. Ich versuche ihm zu folgen, habe aber das Gefühl, viel zu langsam zu sein, um mitzubekommen, worum es geht und was er mir mitteilen will. Nach einigen Sitzungen biete ich ihm Zeichenmaterial an: verschiedene Farben in verschiedener Qualität und Papier in verschiedenen Größen. Er entscheidet sich für das größte Blatt, das zur Verfügung steht. Er beginnt rechts von der Mitte zu zeichnen und obwohl das Blatt so groß ist, entsteht ein kleines Bild von einer Szene aus seiner Kindheit. Er redet auch während des Zeichnens, aber langsamer und durchgehend auf Englisch. Am Ende dieser Sitzung ist auf dem Plakat ein Bild von ca. 10 cm Durchmesser. Es ist klar, hier muss weitergearbeitet werden. In der nächsten Sitzung entsteht links unten ein

Bild von der Zeit kurz nach der Ankunft in Österreich. Dieses Mal spricht der Klient vorwiegend in Deutsch. Und so kommen dann Woche für Woche neue Bilder auf das Zeichenblatt, die er schließlich zu verbinden beginnt. Als das Bild nach mehreren Monaten komplett ist, ist die Lebensgeschichte von S. klarer und verständlicher geworden, für die Therapeutin, aber – noch viel wichtiger – für S. selbst.

Die Wichtigkeit des Erzählens

Ein Missverständnis über Traumatherapie, das sich hartnäckig hält, ist, dass hier vor allem erzählt werden MUSS. Und tatsächlich gibt es einige traumatherapeutische Schulen, die das Narrativ besonders fokussieren. Meiner Erfahrung nach ist aber vor allem der Aufbau von sicheren Beziehungen, in denen erzählt werden DARF, wichtig. Die Zeit, wann genug Vertrauen da ist, um dies zulassen zu können, bestimmt der/die KlientIn. Der/die TherapeutIn lädt immer wieder ein und öffnet den Raum, der sicher genug ist, um auch sehr schlimme Erfahrungen mitteilen zu können.

Grundsätzlich erscheint es gut, wenn Menschen ihre traumatischen Erfahrungen erzählen können und sich dabei angenommen und verstanden fühlen. Dabei sollten auch die Emotionen stimmig sein. Manchen Menschen gelingt es zwar, ihre Erfahrungen zu verbalisieren und logisch darstellen zu können, sie sind aber emotional wie abgeschnitten von diesen persönlichen Erlebnissen. Dies kann in bestimmten Situationen durchaus ein sinnvoller und schützender Abwehrmechanismus sein. Gerade bei Asylverfahren oder anderen Gerichtsverfahren hat diese emotionale Distanz Sinn und schützt vor unkontrollierbaren Gefühlen.

Aber im Sinne von psychischer Integration bleiben diese Menschen von ihrer eigenen Lebensgeschichte distanziert und erleben sich selbst als fremd, was extrem beängstigend sein kann.

D., eine junge Frau aus einem Bürgerkriegsland, wurde durch die Rechtsberatung auf ihr Interview in ihrem Asylverfahren vorbereitet. Zu diesem Zeitpunkt war sie bereits seit etwas mehr als einem Jahr in therapeutischer Behandlung. Ganz zu Beginn der Therapie erzählte sie von der erlittenen Folter vor allem durch Schläge und Strom. Dies war auch weitgehend ident mit ihren bisherigen Angaben zu Asylverfahren.

Nach dem Beratungsgespräch war D. sehr aufgewühlt. Ihr wurde eindringlich geraten, alles, auch bisher nicht Erzähltes, was für ihr Asylverfahren wichtig ist, zu sagen. Dadurch entstand massiver Druck. Sie hatte bisher niemandem, auch nicht ihrer Therapeutin, von der sexuellen Folter, die sie erlitten hat, erzählt. Erst in dieser schwierigen Situation kam in Fragmenten das Schlimmste, was ihr passiert war, innerhalb der Therapie zur Sprache und zum emotionalen Ausdruck. Sie war in der Lage nur bruchstückhaft zu erzählen, weinte dazwischen immer wieder und wurde auch von einem schlimmen Würgereiz geplagt. Als die Geschichte dann doch halbwegs erzählt war, konnte sie sich langsam beruhigen und vor allem der Frage nach der nahen Zukunft – dem Interview – zuwenden. War es wirklich notwendig, dass sie diesen zutiefst intimen und verwundeten Teil offenlegen muss? Sie hat sich schließlich dagegen entschieden. Es gab bereits genug Anhaltspunkte, die ihr Asylansuchen begründeten und es wurde ihr auch gewährt.

Trotzdem war es eine Erleichterung für D., dass sie im vertrauten Raum der Therapie diese schreckliche Verwundung zur Sprache bringen hat können. D. hat sich ihrer Therapeutin mitgeteilt und dafür hat sie das Erlittene in Worte fassen müssen. Sie selbst hat sich so ein Narrativ gebildet. Viel wichtiger als dass die Therapeutin versteht, worum es geht, ist, dass die betroffene Person sich selbst die eigene Geschichte erzählen kann und darf. Sich in seiner eigenen Lebensgeschichte auszukennen, ist immens wichtig und kann so ein Stück weit gelingen.

Dieses Beispiel stammt aus der Psychotherapie. Aber es kann in allen sicheren Beziehungen dazu kommen, dass das Bedürfnis, einer vertrauten Person über das Erlittene erzählen zu können, sehr groß wird. Dann ist es gut, wenn zugehört werden kann (siehe dazu Kap. Schmerzhafte Erinnerungen – Zuhören hilft).

Re-Inszenierungen verstehen und zuordnen

Wenn Traumata nicht benannt worden sind, kann es immer wieder zu Re-Inszenierungen des Geschehens kommen. Oft ist es so, wenn AsylwerberInnen scheinbar unbegründete Ängste haben oder „plötzlich ausrasten".

Ein Klient ruft an, dass er ca. 15 Minuten zu spät kommen wird, ist aber dann mit nur 5 Minuten Verspätung da. Aus der Sicht der Therapeutin eine Lappalie, für den Betroffenen extrem belastend. Die U-Bahn hatte eine Störung und er musste sich einen alternativen Weg suchen. Die große Aufregung, die er durch diesen Umweg aufgebaut hat, kann langsam benannt werden. Auf der Flucht hat es über Leben und Tod entschieden, ob man rechtzeitig im richtigen Bus oder Zug gesessen ist. Nach der Erzählung der traumatischen Fluchtgeschichten gelingt es, die Gefühle, die er vorher, bei der Anfahrt zur Therapiesitzung hatte, zuzuordnen. Sie waren für die Situation hier im sicheren Wien nicht angebracht, aber sehr wohl eine richtige Erinnerung an die Erlebnisse der Flucht.

Ein anderer Klient fühlt sich massiv von den anderen Heimbewohnern bedroht und hat Angst, dass sie nachts einen Brandanschlag auf ihn verüben könnten. Erst allmählich kann er verschiedene Sequenzen seiner Lebensgeschichte erzählen. Nach rund einem Jahr kommt die Sprache wieder einmal auf seine Familie und darauf, warum er keinen Kontakt mehr hat. Er war bereits in Europa, als er mit der schrecklichen Nachricht von einem Brand in seinem Heimathaus erfuhr, bei dem die gesamte Familie ums Leben gekommen ist. In den Wochen und Monaten, nachdem er das erste Mal über den entsetzlichen Tod seiner Angehörigen sprechen konnte, gelingt es langsam den Zusammenhang zwischen dem Schicksal seiner Familie, der

Notwendigkeit der Trauer und seiner Angst vor einem Brandanschlag für ihn selbst begreifbar und damit auch kontrollierbarer zu machen.

Eine eigene Form der Geschichte des eigenen Erlebens zu haben, ist wichtig. Bereits A. Antonovsky (1997) nennt die Verstehbarkeit als eine der drei Säulen des Kohärenzgefühls – notwendig, um trotz traumatischer Erfahrungen psychisch gesund bleiben zu können. Die Welt wird dabei als strukturiert und verständlich wahrgenommen. Das heißt im ersten Fall, dass die für die jetzige Situation zu heftigen Gefühle (große Angst zu spät zu kommen) als Folge der früheren Fluchterfahrungen verstanden und eingeordnet werden können. Im zweiten Fall wurde durch das Benennen der Angst die Vergangenheit aussprechbar und verständlich; Trauer dadurch erst möglich.

Die Hilfe der Imagination – oder was ist objektive Realität?

Immer wieder wird die Glaubwürdigkeit der Aussagen von Flüchtlingen in Frage gestellt. Manchmal kommt es auch zur großen Empörung, weil Flüchtlinge angeblich lügen. Aber was bedeutet dies? Was ist „objektive Wahrheit"?

In der neueren Literatur gibt es mit dem Roman und Film „Schiffbruch mit Tiger" (Martel, 2003) ein grandioses Beispiel dafür, wie in einer schier unerträglichen Situation psychisches Überleben möglich wird und deshalb soll er hier auch kurz besprochen werden:
Jahrzehnte später erzählt der jetzt gut in Kanada etablierte Familienvater einem Schriftsteller, was er als Jugendlicher er- und überlebt hat. Es ist eine fantastische Geschichte von einem Schiffbruch mitten am Pazifik. Die Familie des Erzählers hatte in Indien einen Zoo. Eines Tages entschließen sich die Eltern gemeinsam mit ihren Zootieren nach Kanada auszuwandern.

Aber sie kommen nicht an. Ihr Schiff sinkt und der Erzähler findet sich auf einem Rettungsboot mit vier Zootieren wieder. Nur er selbst und der Tiger überleben auf dem kleinen Boot und eine Odyssee über den großen Ozean beginnt. Als sie nach langer, langer Fahrt endlich das Festland erreichen, heißt es: „Sein Blick war starr auf den Dschungel gerichtet. Und dann verschwand Richard Parker (der Tiger, Anm. B. P.), der Gefährte meiner langen Reise, der mächtige, angsteinflößende Tiger, der mich gerettet hatte, mit einem kleinen Sprung für immer aus meinem Leben" (Martel, 2003, S. 343). Aber die Versicherungsgesellschaft glaubt diese fantastische Geschichte nicht. Und so erzählt er – nur sieben Seiten lang – eine viel schrecklichere Geschichte. Er war mit drei Menschen auf diesem Rettungsboot und musste auf diesem engen Raum erleben, dass der gewalttätige Koch dem verletzten Matrosen das Bein amputierte und damit seinen Tod verursachte und danach auch die Mutter ermordete. Im anschließenden Kampf tötete der Erzähler den Koch. Und so blieb nur er allein zurück auf einem kleinen Boot mitten im Meer. Der Tiger ist wohl als der gewalttätige Anteil, der ihn Rache nehmen ließ und dann auch zwang Fische und Meerestiere zu töten, zu verstehen. Als er diesen gewaltvollen Anteil nicht mehr gebraucht hat, konnte dieser einfach verschwinden.

Die Transformation der traumatischen Situation hat das psychische Überleben des Erzählers während der lebensgefährlichen Zeit im Rettungsboot ermöglicht und ihm auch danach, in der posttraumatischen Phase, psychisch gesund bleiben lassen. Natürlich gelingt eine so große Imagination vielleicht nur im Roman. Aber immer wieder berichten Flüchtlinge auch von ihren Strategien, die sie gegen die Hilflosigkeit und die übermächtige Angst geschützt haben.

Ein Klient träumte im Foltergefängnis davon, irgendwann in einer fernen Zukunft, in Phoenix, Arizona, zu leben und malte sich sein Leben dort in phantastischen Bildern aus. Er war noch nie in den USA gewesen, aber seine Stadt Phoenix war sein innerer Zufluchtsort und bleibt es auch während des langwierigen Asylverfahrens in Österreich. Manchmal findet aber zum Glück auch ein Stück dieses Phoenix im realen Österreich, wenn z. B. seine Nachbarn ihn einladen, er in seinem Kurs Erfolg hat …

Eine andere Klientin erzählte ihren Kindern auf der drei Tage und Nächte dauernden Fahrt über das Mittelmeer alle Geschichten, die sie in ihrer Kindheit von ihrer Großmutter gehört hatte. So konnte sie für sich und damit auch für ihre Kinder auf dem überfüllten Boot den imaginativen sicheren Raum der großmütterlichen Küche erschaffen.

Auch in Gesprächssituationen können solche guten Imaginationen entstehen. Eine Klientin ist vollkommen aufgewühlt. Am liebsten würde sie ins Wasser springen und untergehen, sagt sie. Mir fällt das Märchen von Frau Holle ein, wo Marie ja auch in einen Brunnen springt. Die Klientin kennt das Märchen. Wir stellen uns also gemeinsam vor, was sie denn am Grund dieses Märchenbrunnens erwarten würde. Sie stellt sich eine wunderschöne Sommerwiese vor und sie läuft herum wie früher als kleines Mädchen. Sie kann sich mit diesem Bild gut beruhigen. Immer mehr Details fallen ihr dazu ein und sie beginnt zu lächeln. Wir gehen im Märchen weiter – bei Frau Holle zu arbeiten, wäre überhaupt kein Problem, sondern sogar schön. Aber Frau Holle hat die beiden Mädchen im Märchen zurückgeschickt. Also tun wir dies am Ende der imaginativen Reise auch: Was kann die Klientin sich in ihren Alltag mitnehmen? Sie spürt der Entspannung und Beruhigung, die sie gerade erlebt hat, nach und meint, dass sie sich daran in den nächsten Tagen erinnern will.

Wenn Flüchtlinge sich selbst als viel mächtiger darstellen, als sie es sind, die Heimat idealisieren oder von Abenteuern, die sie bewältigt hätten, erzählen, kann dies vielleicht auch im Sinne einer psychischen Ressource verstanden werden. Manchmal wird das Erlittene nur so erträglich.

Das Interview im Asylverfahren

Natürlich braucht die Asylbehörde ein möglichst objektives Bild der Verfolgungsgeschichte, um entscheiden zu können, ob politisches Asyl zu gewähren ist. Psychisch ist dies bei schweren Traumatisierungen sehr problematisch.

Bewährt hat sich hier ein Erzählen in drei Schritten. Einer vertrauten Person darf zuerst einmal erzählt werden, ohne Rücksicht auf die Logik des Erzählten nehmen zu müssen. In meiner Arbeit bedeutet das, wenn ein/e KlientIn mit der Verständigung über den Termin für das Asylinterview kommt, ich dazu einlade, im geschützten Rahmen der Therapie die wichtigsten Details durchzubesprechen. Diese Einladung wird oft angenommen, aber nicht immer.

In solchen Gesprächen wird meist mit sehr hoher Emotionalität nach Worten gesucht, um das Unsagbare zu sagen. Das geht einher mit Tränen und Unterbrechungen. Das darf im geschützten Raum der sicheren Beziehung Platz haben. Der Verbindung zwischen dem Gesagten und den überwältigenden Emotionen kann in diesem Rahmen die nötige Zeit gegeben werden. Die vertraute Person stützt in diesem anstrengenden Prozess und schützt durch Unterbrechungen und Angebote der Distanzierung, wie z. B. eine Pause machen, gut durchatmen, sich wieder auf die Gegenwart konzentrieren etc.

Im zweiten Schritt bereitet der/die RechtsberaterIn auf das Interview vor. Hier werden alle rechtlichen Eventualitäten durchbesprochen. Inhaltlich ist dies oft der härteste Teil, da ja eine möglichst genaue Vorbereitung in einem sicheren Setting erfolgt. Wenn dann im dritten Schritt das Interview bei der Behörde stattfindet, hat der/die KlientIn bereits genügend emotionale Distanz, um auch sehr belastende Inhalte in logischen Zusammenhängen darstellen zu können, ohne dabei von Gefühlen überflutet zu werden.

Manchmal braucht es dann eine Nachbesprechung, wieder mit der vertrauten Person. Hier wird nochmals über die Interviewsituation, was gefragt und gesagt wurde, geredet, aber auch über Erinnerungen, die im Zusammenhang mit dem Interview aufgetaucht sind.

Neue Sprache als neue Möglichkeit des Ausdrucks

Manchmal kann es leichter sein, etwas in der neuen Sprache zu erzählen. Durch die andere, erst später im Leben erworbene Sprache sind Wörter und Begriffe emotional viel weniger aufgeladen und können neu benutzt und definiert werden.

Wir erleben immer wieder, dass KlientInnen lieber im noch gebrochenen Deutsch oder in der gemeinsamen Zweitsprache Englisch in der Therapie kommunizieren als in der Muttersprache.

Die neue Sprache kann einen anderen und distanzierteren Blick auf das Vergangene ermöglichen.

2.5 Schmerz – Verständnis und Strategien des Schmerzmanagements

Mit Schmerz bezeichnen wir eine subjektive Sinneswahrnehmung bzw. Selbstwahrnehmung und er hat die Funktion eines Warn- und Schutzsignals. Wenn wir uns verletzen, empfinden wir Schmerz bzw. zwingt uns Schmerz, gefährliche Reize zu meiden. Schmerz schützt uns also davor, uns Situationen auszusetzen, die unseren Körper beschädigen würden bzw. hilft uns zu erkennen, wo wir etwas verändern müssen, damit es nicht zu schlimmeren Schäden kommt. Wir verändern beispielsweise eine Sitzhaltung, wenn sie schmerzhaft wird, wir beenden körperliche Tätigkeit, wenn die Muskeln zu schmerzen beginnen, wir gehen zum Zahnarzt, wenn wir Zahnschmerzen haben etc.

Allerdings gibt es auch chronische Schmerzen. Damit sind Schmerzzustände gemeint, die länger als 12 Wochen dauern und viel länger anhalten als es bei einem normalen Heilungsprozess zu erwarten wäre. Die Funktion des Warn- und Schutzsignals ist dabei verloren gegangen. Obwohl verschiedene Maßnahmen gegen den Schmerz ergriffen worden sind, hält er an. Oder es kommt sogar zu Phantomschmerzen: Obwohl der Schmerz physisch gar nicht mehr möglich ist (weil z. B. der betroffene Körperteil amputiert worden ist).

Schmerz im Krieg und auf der Flucht

Kriegs- und Fluchttraumatisierungen gehen sehr oft mit körperlich schmerzhaften Situationen einher. Sei es, dass es aufgrund von Folter, Krieg und Verfolgung zu direkter körperlicher Gewalt gekommen ist oder auch, dass auf der Flucht immer wieder über Schmerzgrenzen gegangen werden musste, indem etwa stundenlange Fußmärsche notwendig waren, sich die Flüchtlinge in viel zu engen Räumen einpferchen lassen mussten, Hitze oder Kälte auszuhalten war etc. In diesen traumatischen Situationen werden Gefühle und damit auch Schmerz oft abgespalten und der Schmerz wird im Moment des Geschehens nicht und nur unzulänglich wahrgenommen. Oder die Warnfunktion des Schmerzes wurde zwar wahrgenommen, aber die Situation musste trotzdem weiter ausgehalten werden.

Schmerz ist das zentrale Thema von Menschenrechtsverletzungen wie Folter, Vergewaltigung, Bürgerkriegsgräuel. Der in solchen Situationen erlittene Schmerz ist psychisch und sehr oft auch physisch unerträglich. Dieser Schmerz wird ganz bewusst zugefügt und soll den Betroffenen zum Leidenden und zum Opfer machen. „Seelenmord" ist ein Wort, das diesen Zustand zu beschreiben versucht: Der Mensch wird vernichtet, ohne ihn physisch zu töten. Der Schmerz soll so intensiv sein, dass der Tod als Erlösung – die aber nicht gewährt wird – empfunden wird.

Fast alle Menschen, die Folter überleben, leiden an den Folgen dieser schweren Verletzungen: körperlich und psychisch.

Schmerz als Folge von
Menschenrechtsverletzungen

„Chronisch Traumatisierte erreichen nie mehr einen Grundzu-
stand physischer Ruhe oder Entspanntheit. Im Laufe der Zeit
haben sie das Gefühl, als kämpfe ihr Körper gegen sie. Sie klagen nicht nur über Unruhe und Schlaflosigkeit, sondern über
zahlreiche somatische Beschwerden" (Herman, 1992, S. 123).

Körperlicher Schmerz bleibt oft lange über die eigentliche
Misshandlung hinaus bestehen und erinnert immer wieder an
die schrecklichen Erlebnisse. „Es ist, als wären die Schmerzen
der Folter durch den ganzen Körper gewachsen und hätten
jedes Glied und jede Zelle erreicht. Und wenn auch nur der
kleine Finger schmerzt oder einer der Zehen, ist es doch immer
sofort eine Rückkehr zum Schmerz, den die Folter verursacht.
Der gesamte Körper wurde von der Tortur für immer geprägt,
die Möglichkeit der Wiederkehr liegt in jeder noch so kleinen
Schmerzempfindung", beschreibt es einer meiner Patienten in
der Psychotherapie (Preitler, 2010, S. 54).

Es braucht natürlich die medizinische Abklärung, Diagnose und Behandlung. Aber auch wenn es keine medizinische
Ursache für das Schmerzerleben gibt, ist der Schmerz real und
quälend. Im Diagnosemanual ICD 10 heißt es über posttraumatische Belastung, dass es zur Vermeidung von „Aktivitäten
und Situationen, die Erinnerungen an das Trauma wachrufen könnten", kommt (Dilling, 1993). Wenn der Schmerz aber
immer wieder an das traumatische Geschehen erinnert, gelingt
diese Vermeidung wohl kaum. Der Schmerz aktualisiert das
Erlebte und verhindert die Distanzierung vom traumatischen
Geschehen.

„Es ist für immer vorbei. Es ist noch immer nicht vorbei. Ich
baumele noch immer, zweiundzwanzig Jahre danach, an ausge-
renkten Armen über dem Boden", schreibt Jean Améry (1988)
über seine persönlichen Erfahrungen.

Schmerz und Kontrolle

Neben der medizinischen Behandlung gilt es, dabei zu unterstützen, dass der Schmerz zumindest ein wenig unter Kontrolle
gebracht wird. Der Leidende soll sich nicht mehr in seinen eigenen Körperempfindungen als hilflos ausgeliefert – jetzt dem
Schmerz gegenüber – erleben müssen. In Kooperation mit der
ärztlichen Behandlung geht es darum, die Autonomie über den
Körper auch psychisch zurück zu gewinnen.

*Medizinische Diagnosen und Interventionen verständlich
erklären*

Es soll möglichst klar verständlich werden, warum der/die
Betroffene diese Schmerzen hat und wie die Behandlung wirken
soll. Diese Erklärung muss den intellektuellen Möglichkeiten
und dem Bildungsniveau angepasst werden und braucht oft
die Geduld, Aspekte öfters zu erklären oder verschiedene leicht
verständliche Zugänge zu finden. Gerade bei schwerwiegenden
Diagnosen braucht es mehrmalige Wiederholungen, um die
Dimension erfassbar zu machen.

Gut ist, wenn sich sofort Handlungsmöglichkeiten auftun:
Therapie soll möglichst verständlich beschrieben und dabei das
eigene Mittun und Engagement des/der PatientIn betont werden.
Selbst im Internet zu recherchieren kann durchaus auch eine
Handlungsmöglichkeit sein, aber ist mitunter problematisch.

Einer meiner Klienten war vollkommen verängstigt, da er
im Internet die ihm gestellte Diagnose nachgesehen hat. Als ers-
tes las er, dass die seltene Erkrankung, an der er litt, tödlich sein
kann. Mit dieser Todesangst kam er zu seinem Termin. Nachdem mir die gestellte Diagnose vollkommen fremd war, habe
ich auch im Internet recherchiert und fand, dass die Erkrankung in ihrer schwersten Form innerhalb der ersten Lebens-
jahre tödlich verlaufen kann. Da mein Klient dieses Alter ein-
deutig schon überlebt hat, war die Schlussfolgerung zulässig,
dass er nicht an dieser schwersten Form leidet. Nachdem wir

gemeinsam diesen Text durchgegangen waren, konnte er sich etwas beruhigen, aber es hat noch nicht gereicht: Ein weiteres Arztgespräch wurde vereinbart, wo ihm nochmals die Konsequenzen und Behandlungsformen für ihn persönlich erklärt worden sind.

Internetrecherchen können aber durchaus die eigene Kompetenz und das Verständnis für das eigene Leid erhöhen.

Schmerztagebuch

Schmerztagebücher können ganz leicht selbst hergestellt oder aus dem Internet ausgedruckt werden.

Die Idee ist, dass jeden Tag morgens, mittags und abends der Schmerz auf einer Skala von 0 bis 10 bewertet und eingetragen werden soll. Wenn nicht genügend Abstraktionsvermögen vorhanden ist, um Schmerz in eine Zahl umzusetzen, kann auch mit Smileys oder Farben etc. gearbeitet werden.

Wird diese Form der Skalierung über den Zeitraum einer Woche gemacht, ergibt sich meist ein Bild, an dem weitergearbeitet werden kann: Manchmal zeigen sich klare Tagesschwankungen, etwa dass der Schmerz morgens immer stärker ist als mittags und abends oder umgekehrt. Es ergeben sich besonders hohe oder niedrige Werte. Hier kann überprüft werden, was vor einem solchen Spitzenwert geschehen ist: Gab es besondere Stressfaktoren wie Telefonate, Konflikte etc. oder wurden Videos, die re-traumatisierend wirken, angeschaut? Aber auch wenn der Wert am niedrigsten war, wenn am wenigsten Schmerz war, kann nachgedacht werden, was davor war: Gab es eine schöne Begegnung, etwas, das Freude gemacht hat?

Im Idealfall lassen sich daraus Handlungsstrategien ableiten: Was kann getan werden, um Stress, Anspannung und damit höheres subjektives Schmerzempfinden zu vermeiden bzw. was kann aktiv gefördert werden, um zur Beruhigung und weniger Schmerzempfinden beizutragen?

Durch eine solche Methode kann das Gefühl der Kontrolle über die eigene Befindlichkeit und Körperlichkeit erhöht werden: Ich selbst kann aktiv etwas gegen den Schmerz tun und bin ihm nicht hilflos ausgeliefert!

Aber es funktioniert nicht immer: Ein sehr schwer gefolterter Klient fühlt sich bei der Frage nach der Intensität seiner Schmerzen auf einer Skala von 0 bis 10 nicht ernstgenommen. Es fällt ihm schwer, die schlimmen Schmerzen in irgendeiner Form zu beschreiben und die Zahl „10" würde das erlittene Unrecht zu sehr banalisieren. Natürlich wird sein Einwand akzeptiert und nach anderen, besseren Formen des Schmerzmanagements für ihn gesucht. Allen Interventionen muss die Anerkennung des Schmerzes zugrunde liegen.

Medikation

Schmerzlindernde Medikamente haben auch die positive Nebenwirkung, bei der Wiedergewinnung der Kontrolle über den eigenen Körper zu unterstützen. Viele haben Angst vor der Abhängigkeit und wollen deshalb keine Medikamente nehmen. Aber es kann gerade aus dem Aspekt der Selbstkontrolle gut sein, Schmerzmittel zur Verfügung zu haben.

M. Brune, ein Psychiater und Kollege aus Hamburg, empfiehlt den KlientInnen, dass sie sich das Medikament und ein Glas Wasser bereitstellen sollen. Es ist nicht notwendig bereits vorbeugend etwas zu nehmen, aber wenn der Schmerz nicht mehr auszuhalten ist, steht alles bereit und darf eingenommen werden. Oft reicht die eigene Erlaubnis, bei Bedarf ein Schmerzmittel nehmen zu dürfen, für genügend Entspannung, dass der Schmerz nachlässt oder zumindest weniger intensiv empfunden wird (siehe dazu auch Kap. 2.2 Kontrollverlust – Wiederherstellung von Kontrolle).

Reden dürfen

Wichtig bleibt aber, dass über diese Thematik geredet und auch gejammert werden darf. Der Verlust des unantastbaren, heilen

Körpers braucht Trauer und diese braucht Zeit. Körperliche Versehrtheit muss integriert und akzeptiert werden.

Eine Klientin weiß, dass die Psychotherapie ihr hilft, ihre Kopf-schmerzen zu vermindern. Indem sie einmal in der Woche eine Stunde lang über ihre Probleme redet, dass sie jammern darf und ihre Gedanken wieder ordnen kann, verringert ihre Kopf-schmerzen fast immer im Verlauf der Sitzungen. Dieser Effekt hält danach einige Tage an. Noch ist sie dabei zu lernen, wie sie diese Entspannung und Sicherheit auch ohne die regelmäßigen Kontakte mit ihrer Therapeutin erreichen kann.

Viele Menschen, die an chronischen Schmerzen leiden, haben Angst, dass sie ihren Mitmenschen auf die Nerven gehen, wenn sie schon wieder über ihre Leiden reden. Umso wichtiger ist, dass es einen Raum gibt, wo darüber kommuniziert werden darf.

Schmerz ohne medizinische Evidenz

Schmerz ist immer real, auch dann, wenn es mit den heute üblichen Diagnosemitteln keine medizinische Evidenz dafür gibt. Das subjektive Empfinden des Betroffenen ist der Maßstab der Realität!

Anerkennen

Kopfschmerzen im Stirn-und Schläfenbereich gehören zu den am häufigsten genannten Problemen bei Flüchtlingen. Die sprichwörtliche „Last auf den Schultern" führt bei vielen im Lauf der Jahre zu Schmerzen im Schulterbereich, im Rücken und in den Knien. Schmerzen können aber überall im Körper auftreten und so Formen der Traumatisierung symbolisieren. Manchmal gab es schon langwierige Untersuchungen, oft nicht verstandene Befundberichte und Ratlosigkeit darüber, dass „nichts fehlt" – wo es doch so sehr schmerzt.

Wir sind konfrontiert mit Schmerzen, die mit bildgebenden Verfahren nicht zu erfassen sind: Am Röntgenbild, im Ultraschall findet sich keine krankheitswertige Veränderung.

Einerseits löst dies Erleichterung aus: Es liegt keine massive Verletzung vor; keine lebensbedrohliche Erkrankung zerstört die erst wieder langsam zurückkehrende Hoffnung.

Aber es wird von vielen auch als demütigend erlebt. Da ist dieses massive Schmerzerleben – und dann gibt es keine Evidenz. Der/die PatientIn fühlt sich als unglaubwürdig gebrandmarkt.

Diese Erfahrung fügt sich vielleicht nahtlos in die Erfahrung, über das erlittene Trauma zu sprechen: In der Heimat war die Angst viel zu groß und man war zum Schweigen gezwungen. Im Asylverfahren wurde vermittelt, dass die Fluchtgründe nicht geglaubt werden und jetzt sind auch die Schmerzen ohne Befund.

In diesen Biographien von Opfern verknüpfen sich die Nicht-Mitteilbarkeit des Erlittenen und die daraus resultierenden Schmerzen und verstärken das Gefühl der Hilflosigkeit erneut.

Der Klient ist erleichtert und zugleich erstaunt, dass die Herzuntersuchung ohne medizinischen Befund bleibt. Er hat ja ständig „Herzschmerzen". Ich erkläre ihm, dass ich ihm diese Schmerzen glaube – aber froh darüber bin, dass nicht der Herzmuskel krank ist, sondern das „Herz der Seele" und dass er damit in der Psychotherapie richtig ist. Die Seele tut so weh, dass sie sich im Körper einen Ort gesucht hat, um diesen Schmerz zum Ausdruck zu bringen.

Ich muss seine Erwartung einer radikalen und schnellen Heilung enttäuschen: Wir haben keine Methoden, die schnelle Verbesserung schaffen; wir können die Ursache des Schmerzes nicht operativ entfernen. Wir haben auch in der Psychotherapie nur (in Zusammenarbeit mit der Psychiatrie) bedingt medikamentöse Antworten. Aber die gute Nachricht lautet, dass er/sie selbst lernen kann, den Schmerz zu kontrollieren und sich dieser Rolle mehr und mehr bewusst werden kann und darf. Der/die KlientIn ist den Schmerzen nicht hilflos ausgeliefert, sondern kann sie als Teil der Bearbeitung der Vergangenheit verstehen.

Im psychosozialen Bereich gilt es auch, den Schmerz anzuerkennen. Möglicherweise braucht es bei massiven Schmerzen ohne medizinische Evidenz die Ermutigung, Psychotherapie in Anspruch zu nehmen.

Schmerz als Symbol des Erlittenen

Negative Bescheide im Asylverfahren sind der Anerkennung diametral entgegengesetzt. Gerade die Verweigerung von Asyl oder andere als unrecht empfundene Bescheide können Auslöser von massiven Schmerzen sein. Das Gefühl, hilflos ausgeliefert zu sein, setzt sich im Körper fort.

Diesen Teufelskreis aus Nicht-Anerkennung, Hilflosigkeit, Schmerz, Ohnmacht ... gilt es zu durchbrechen. Manchmal tut es gut, wenn der Schmerz mit anderen Mitteln wie z. B. Zeichnungen symbolisiert werden kann. Mit dieser Möglichkeit der Abstraktion kann es vielleicht gelingen, den Schmerz anders zu sehen und den Sinn des Schmerzes auch zu verstehen.

Ein Klient bringt ein Bild, in dem er seine Schmerzen dargestellt hat, mit. Es zeigt einen Totenschädel, der an mehreren Stellen Brüche aufweist. Er erklärt, dass er sich schlimmer als tot fühlt, selbst der Schädel ist noch gebrochen. Auf körperlicher Ebene fühlt er sich tot und hat dabei zugleich Kopfschmerzen „als wäre der Schädel zersprungen". Einige Wochen später bringt er erneut ein Bild. Es ist ein entsetztes Gesicht, das in Flammen zu stehen scheint. Der Schmerz sei so überwältigend, er fühle sich wie im Feuer. Früher sei der Schmerz nicht so schlimm gewesen, beklagt er sich. Wir bleiben in dieser Symbolisierung und sprechen darüber, was denn kühlen und löschen könnte. Es geht also um Beruhigung und Entspannung und die Herstellung von Sicherheit. Er beklagt sich über die unsichere Situation durch das Asylverfahren und die schrecklichen Erinnerungen. Nachdem dies wieder einmal ausgesprochen worden ist, rege ich an, doch auch über seine Stärken und seine Erfolge beim Deutschlernen zu reden. Trotz des Erlittenen und der schwierigen gegenwärtigen Situation ist er in der Lage, sein Leben immer wieder zu meistern. Er kann sich während unseres Gesprächs mehr und mehr beruhigen. Es ist so, als würde es nicht mehr so „brennend sein". Der Fokus auf seine eigenen Stärken lindert den Schmerz.

Der brennende Schmerz war in seinem Fall ein Schritt zurück ins Leben. Da er sich seinem Schmerz gestellt hat, konnte er zunehmend wieder mehr Gefühle zulassen und spüren. Das Leben konnte wieder bunt und damit auch manchmal schön und hell sein.

Genesung, auch im Sinne der Integration des traumatischen Erlebens, wird sehr schwierig, wenn die Gegenwart tatsächlich von objektiver Unsicherheit geprägt ist. Für AsylwerberInnen heißt dies, dass sie rasch rechtliche und soziale Sicherheit brauchen würden, um langfristig eine Chance zur Bewältigung des Erlittenen zu haben (Ottomeyer, 2011; Preitler, 2010).

Wunden dürfen nicht heilen, solange das Asylverfahren offen ist

In absurde Situationen geraten wir in der Arbeit mit AsylwerberInnen: Solange das Asylverfahren andauert, ist es kaum möglich, dass der Schmerz bewältigt wird. Es soll ja beim Interview belegt werden, dass die Fluchtgründe massiv verletzend waren und der Betroffene noch immer daran leidet. Würde der Schmerz davor abklingen, wäre ja die Glaubwürdigkeit in Frage gestellt. So kommen wir in eigenartige Verflechtungen: Therapie, per se eine heilsame Beziehung, darf nicht wirken, solange nicht auch von rechtlicher Seite anerkannt ist, wie sehr die zugefügten Verletzungen schmerzen. Dieses Problem findet sich natürlich auch in der gesamten Betreuung von AsylwerberInnen. Durch das lange Warten auf Schutz und Sicherheit werden Schmerzen chronisch oder verschlechtern sich weiter.

Darüber reden zu können und die Zusammenhänge zumindest bewusst zu machen, kann ein wenig helfen, Handlungsspielraum und Kontrolle über die Schmerzen zu behalten.

In der psychosozialen Arbeit können wir Menschen begleiten und versuchen zu verstehen, was hier zum Ausdruck kommt. Zumindest in diesen Beziehungen kann es zur Anerkennung des Erlittenen kommen und damit vielleicht auch der Schmerz etwas gelindert werden.

Judith Herman (2003; S. 398) macht uns darauf aufmerksam dass „moralische Neutralität im Konflikt [...] kein gangbarer Weg ist. [...] [Wir] werden manchmal gezwungen, Partei zu ergreifen". Wenn wir Flüchtlinge begleiten, braucht es immer wieder die Anerkennung des Erlittenen und die Zusicherung, an ihrer Seite zu sein – auch damit die Schmerzen nicht überwältigend werden.

Selbstverletzung als Möglichkeit sich selbst zu spüren

Schmerz durch Selbstverletzungen sehen wir vor allem bei jungen und unbegleiteten Flüchtlingen. Sie verletzen sich selbst, meist indem sie sich Schnittverletzungen an den Armen oder Beinen zufügen, Verbrennungen mit Zigaretten oder gegen Wände schlagen.

Ein Ansatz, dieses selbstschädigende Verhalten zu verstehen, ist, dass hier so viel innerer Druck aufgebaut wird, dass dieser sich erst im extremen körperlichen Schmerz entladen und beruhigen kann. Manche der Jugendlichen beschreiben es auch so: Erst wenn es blutet und der helle Schmerz durch den Körper dringt, kommt es zur psychischen Entspannung. Andere beschreiben es genau umgekehrt: Die innere Leere und

Traurigkeit war so unerträglich, dass der Schmerz als wesentlich leichter erträglich erlebt wird (Ottomeyer, 2011).

M. Huber (2005, S. 168) weist auf die Doppelfunktion der Selbstverletzung hin. Einerseits geht es darum, etwas zu spüren und das kann Schmerz, nachlassender Druck, Erleichterung sein. Auf der anderen Seite geht es darum, „das Eigentliche, die Realität des Traumas, die Wahrheit des eigenen früheren Leides [...] die ohnmächtige Erschöpfung, die Wut" nicht zu spüren.

Hier kann anfangs versucht werden, die massiven Selbstverletzungen durch andere, weniger nachhaltige und gefährliche intensive Reize zu ersetzen. Sich selbst mit einem Gummiring einen Schmerzreiz versetzen, in eine Chilischote beißen etc. Danach kann versucht werden, ob es andere konstruktive Formen einerseits der Beruhigung und andererseits des Ausagierens gibt: Kann vielleicht durch Tanzen oder Laufen der Druck gemindert werden?

KlientInnen berichten immer wieder, dass sie, wenn sie sich massiv unter Druck fühlen, hinausgehen und spazieren gehen. Manchen reicht einmal um den Block, andere gehen oder laufen viele Kilometer.

Manchmal braucht es auch die große Inszenierung.

Einer meiner Patienten ruft abends an, dass er sich verletzt habe, sehr blute und bald das Bewusstsein verlieren werde. Nachdem niemand in seiner unmittelbaren Umgebung für mich erreichbar ist, rufe ich die Notfallnummer an und setze damit das „volle" Programm in Gang: Mehrere PolizistInnen, einige BetreuerInnen und der Notarzt versorgen ihn und die Rettung bringt ihn mit Blaulicht ins Krankenhaus. Nach der Entlassung aus der Klinik ist er viel ruhiger. Dass sich so viele Menschen auf einmal so intensiv um ihn gekümmert haben, hat ihm sichtlich gutgetan. Im therapeutischen Prozess geht es danach darum, wie er sich diese Zuwendung anderer Menschen holen kann, ohne dass es nahe der Katastrophe und der Selbstverletzung sein muss.

Es kann also durchaus im Sinne des betroffenen Klienten sein, den Notruf zu betätigen und es dient auch der eigenen

Sicherheit und dem Respektieren der eigenen Grenzen (siehe dazu auch Kap. 2.3 Grenzverletzung – Wiedergewinnung von guten Grenzen).

Schmerz und Kommunikation

Schmerz kann durchaus auch eine Form der Kommunikation sein. Vor allem dort, wo die sprachlichen Ausdrucksmöglichkeiten fehlen, bietet Schmerz eine Möglichkeit, um zu zeigen, wie verletzt und schutzbedürftig jemand ist. Es braucht das Gegenüber, das versteht und anerkennt, aber vielleicht auch Wege aus dem Schmerz aufzeigen kann.

Ein sehr ausdrückliches Erlebnis hatten wir bereits in den ersten Jahren unserer therapeutischen Tätigkeit. Eine junge Klientin ist in Begleitung ihrer Schwester viel zu früh zu ihrem Termin gekommen. Sie setzen sich in den Wartebereich und plaudern entspannt miteinander. Die Frage, ob sie etwas brauchen, verneinen sie. Als die behandelnde Psychotherapeutin zum vereinbarten Zeitpunkt eintrifft, beginnt wie vorgesehen die Therapie. Aber bereits einige Minuten später kommt die Therapeutin ins Büro zurück und will die Rettung rufen. Die junge Frau klagt über massive, kaum aushaltbare Unterleibsschmerzen und sie hat ihre Therapeutin damit so alarmiert, dass diese externe, medizinische Hilfe sucht. Da wir aber die Klientin zuvor im Warteraum erlebt haben und sie dort keinerlei Anzeichen von Unwohlsein oder gar Schmerz gezeigt hat, ist die so akut auftretende Krise aus körperlicher Sicht nicht nachvollziehbar. Es muss also eine andere Ursache dafür geben. Zuvor hat sie durchaus entspannt gewartet und auch die Nachfrage, ob sie etwas braucht, verneint. Erst jetzt, vor der vertrauten Bezugsperson, zu der sie eine stabile und sichere Beziehung hat, zeigt sich ein Schmerz, der in der Beziehung auch als sehr bedrohlich verstanden wird.

In einer kurzen Fallbesprechung entschließt sich die Kollegin, die Therapie fortzusetzen und diesen Schmerz als Äußerung ihr gegenüber zu verstehen: Die Klientin zeigt ihrer Therapeutin wie sehr sie in ihrer ganzen Weiblichkeit verletzt worden ist. Das Verständnis und die Anerkennung der Therapeutin helfen der Klientin sich zu entspannen; der Schmerz lässt nach, medizinische Intervention ist nicht mehr notwendig. Diese Sitzung wird für den Therapieverlauf ein Wendepunkt. Sich zeigen zu dürfen und gehalten zu werden ist ein zentraler Moment der heilsamen Beziehung dieser Therapie.

Wenn es gelingt, dass der/die Leidende sich nicht mehr hilflos ausgeliefert erlebt, sondern langsam Kontrolle und Autonomie über seinen/ihren Körper zurückgewinnen kann, ist ein wichtiger Schritt getan. Die Anmaßung, dass andere Menschen über meinen Körper bestimmen dürfen, ist dann vorbei: Ich darf wieder selbst über mich und meinen Körper bestimmen.

„Die Hilfserwartung, Hilfsgewißheit gehört ja in der Tat zu den Fundamentalerfahrungen des Menschen [...]. Die Hilfserwartung ist ebenso ein psychisches Konstitutionselement wie der Kampf ums Dasein. Nur einen Augenblick, sagt die Mutter zu dem vor Schmerzen stöhnenden Kind, es kommt gleich eine heiße Flasche, eine Schale Tee, man wird dich nicht so leiden lassen! Ich verschreibe Ihnen ein Medikament, versichert der Arzt, es wird Ihnen helfen. Selbst auf dem Schlachtfeld finden die Rotkreuzambulanzen ihren Weg zu den Verletzten. In nahezu allen Lebenslagen wird die körperliche Versehrung zusammen mit der Hilfserwartung empfunden: Jene erfährt Ausgleich durch diese. Mit dem ersten Schlag der Polizeifaust aber, gegen den es keine Wehr geben kann und den keine helfende Hand parieren wird, endigt ein Teil unseres Lebens und ist niemals wieder zu erwecken", heißt es bei Jean Améry (1988, S. 45).

Menschen, die mit ihren massiven Schmerzen als Folge der Folterungen und Misshandlungen um Hilfe bitten, haben diesen endgültigen Schluss noch nicht gezogen – und müssen ihn hoffentlich auch nie ziehen. Nach wie vor suchen sie Hilfe für ihre Schmerzen, haben das Vertrauen, dass es Menschen gibt, die ihnen helfen können und ihr Leiden lindern oder gar beenden können.

Schmerz ist das zentrale Thema von Menschenrechtsverletzungen. Der in der Situation erlittene Schmerz ist psychisch und sehr oft auch physisch unerträglich. Unsere Aufgabe muss es daher sein, nach medizinischer Abklärung und Versorgung auf dieser Basis verschiedene Formen der Schmerzreduktion anzuwenden. Hier können verschiedene Techniken helfen: Methoden wie das Führen eines Schmerztagebuchs bedeuten auch die Rückgewinnung von Kontrolle und damit ein Stück Autonomie. Für viele unserer KlientInnen ist dies ein sehr zentrales Thema in der Bewältigung des Erlittenen. Andere können durch Entspannungs- und Ressourcenübungen (Reddemann, 2012) genug Ruhe wiedergewinnen, so dass sich Verspannungen lösen können und der damit verbundene Schmerz geringer wird.

Zentral bleibt aber die psychotherapeutische Beziehung, in der über diese Thematik geredet, gejammert und getrauert werden darf. Wir versuchen, wie bei anderen Symptomen auch, den Sinn des Schmerzes zu verstehen und hier mit den Interventionen anzusetzen. Wenn dies gelingt, kann auch eine nachhaltige Schmerzreduktion gelingen. Dies kann mit einem für die PatientInnen überraschend schmerzfreien Intervall beginnen. Auf einmal tut der Kopf nicht mehr weh, der Druck auf der Brust ist wie weggeblasen. Meist ist dies nur ein erster Anfang: In neuen Stresssituationen kehrt der Schmerz massiv zurück. Aber die Erfahrung, dass es auch wieder ein Leben ohne Schmerz geben kann, ist bereits gemacht. Manchen Überlebenden gelingt es so, langsam mehr und mehr schmerzfreie Zeiträume zu erleben. Der Körper wird nicht mehr nur negativ über Schmerzen gespürt, sondern es gibt auch Phasen in denen der/die KlientIn sich einfach wohlfühlen kann.

Die Rückgewinnung der Autonomie über den eigenen Körper ist ein wesentlicher Schritt in Richtung Normalität. Der überlebende Mensch darf und kann wieder bei sich selbst zu Hause sein. Das gesamte Spektrum körperlicher Empfindsamkeit steht wieder zur Verfügung und ist nicht mehr nur auf Schmerz reduziert (Preitler, 2010).

2.6 Aggression – anerkennen, zuordnen und Aggressionskontrolle

Wer geschlagen wird, will zurückschlagen und sich verteidigen und Ausgleich schaffen. Wenn Unrecht geschieht, wollen wir Gerechtigkeit. Jede Kultur kennt Rechtsysteme, die ein Fortschritt gegenüber der unmittelbaren Rache sind. Wer Unrecht getan hat, soll vor Gericht gestellt werden und wenn das Verbrechen erwiesen ist, eine gerechte Strafe erhalten. Die Opfer des Unrechts bekommen eine Kompensation für das, was ihnen angetan worden ist. In friedlichen Zeiten funktionieren Rechtssysteme auf dieser Basis halbwegs gut. Dort, wo Diktatur und Krieg herrschen, brechen diese Systeme zusammen. Die Opfer haben kaum mehr eine Chance das Unrecht anzuklagen, auf Verfolgung und Bestrafung der Täter zu hoffen oder gar darauf, eine Entschädigung für das Erlittene zu bekommen.

„Zumindest die Urheber der schlimmsten Gräueltaten müssen vor Gericht gebracht werden. Haben die Opfer keinerlei Aussicht darauf, dass ihnen Gerechtigkeit widerfährt, kann ihre hilflose Wut eitern und die heilende Kraft der Zeit zunichtemachen. Demagogische politische Führer sind sich der Macht dieser Wut durchaus bewusst und nur zu gern bereit, sie zu nutzen, indem sie einem gequälten Volk kollektive Rache versprechen", schreibt Judith Herman (2003, S. 392).

In den über zwanzig Jahren, in denen ich mit Folter- und Kriegsüberlebenden arbeite, habe ich noch keinen einzigen Fall erlebt, in dem ein Flüchtling die Verbrechen, die ihm/ihr und den Angehörigen zugefügt worden sind – Zerstörung des Eigentums, Raub, Vergewaltigung, schwere Körperverletzung, Mord – vor irgendeinem nationalen oder internationalen Gericht einklagen hätte können. Der Versuch eines Flüchtlings, vor den Europäischen Gerichtshof zu ziehen, scheiterte daran, dass nahe Angehörige nach wie vor im Heimatland leben und er mit seiner Klage deren Leben massiv gefährdet hätte.

Der Wunsch nach Gerechtigkeit, die Empörung und die Wut über all das geschehene Unrecht bleiben damit bestehen – es scheint kein Weg offen, diese zu kanalisieren und zu neutralisieren.

Wohin also mit all der Wut?

Anerkennen

Es erscheint in erster Linie wichtig, die Wut und Aggression anzuerkennen. Alle Flüchtlinge haben viele Gründe, aggressiv zu sein. Sie haben so viele Schläge einstecken müssen, ohne sich wehren zu dürfen, ohne Unrecht einklagen zu können. Und vielfach geht es nach wie vor weiter: Sie erfahren Ablehnung und Misstrauen in der aufnehmenden Kultur, werden erneut Opfer von rassistischen Übergriffen in dem Land, das ihnen doch Schutz bieten sollte.

Aggression von Seiten der Flüchtlinge wird meist mit sehr massiven und auch entwürdigenden Sanktionen beantwortet. Es gibt mitunter sogar Sippenhaftung: Ein Flüchtling oder eine Gruppe von Flüchtlingen begehen einen Regelverstoß und alle werden dafür verantwortlich gemacht und bestraft (z. B. Schwimmbadverbot für alle MigrantInnen, offene Beschimpfungen und brennende Asylunterkünfte, Verschärfung der Gesetze als Anlassgesetzgebung).

Im Asylverfahren ist es oft auch nicht möglich, Anerkennung für das erlittene Unrecht zu bekommen. Vielfach scheint es darum zu gehen, Gründe für eine Ablehnung des Asylantrags zu finden. Die Unschuldsvermutung, die für jeden Angeklagten gelten soll und eine der Stützen unseres Rechtssystems ist, scheint für AsylwerberInnen nicht zu gelten. Wer um Asyl ansucht, muss erst einmal beweisen, dass er/sie dies nicht zu Unrecht tut. Oft entsteht der Eindruck, dass hier zuerst eine „Schuldvermutung" aus dem Weg geräumt werden muss. Es gibt also kaum Möglichkeiten, Anerkennung für das erlittene Unrecht zu bekommen.

Umso wichtiger erscheint mir, dass dort, wo sichere und persönliche Begegnungen stattfinden, ein Raum für diese Anerkennung geschaffen wird: Ja, ich glaube Ihnen, dass Ihnen schlimmes Unrecht widerfahren ist und es tut mir als Mitmensch, als FreundIn, als LehrerIn ... leid, dass Sie solch furchtbare Dinge erleiden mussten!

Der Wunsch nach Gerechtigkeit ist zutiefst verständlich und es wäre wünschenswert, dass sich ein Gericht des erlittenen Unrechts annehmen würde.

Wem gehört die Aggression?

Nach dem großen Tsunami in Südostasien 2004 haben HelferInnen berichtet, dass die Überlebenden der Katastrophe oft sehr wütend waren. Die Gewalt, die sie durch die Naturkatastrophe erfahren haben, wurde mit Aggression beantwortet. Hier war sehr klar, wo die Ursache für die Wut dieser Menschen zu finden war.

Wenn die massive Gewalterfahrung von anderen Menschen verursacht wird, entstehen auch Wut und der Wunsch zurückzuschlagen. Die Verursacher sind bei Kriegsverbrechen, Folter und menschenverachtender Schlepperei immer andere Menschen. Diesen konkreten Menschen „gehört" die Wut. Bei einer kriminellen Tat steht das Rechtssystem auf der Seite der Opfer und hilft ihnen, Recht zu bekommen, erlaubt aber zugleich keine Selbstjustiz. Kriegs- und Folteropfer hingegen wissen zwar oft, wer die TäterInnen sind, aber sie haben keine Möglichkeiten zur Anklage. Manchmal sind die Namen bekannt, manchmal nur die Gesichter, manchmal nur die Gruppenzugehörigkeit. So gut wie immer wissen die Betroffenen, wer die BefehlshaberInnen hinter diesen unmittelbaren TäterInnen sind.

Aber, wie bereits oben beschrieben, besteht fast nie die Möglichkeit über einen Rechtsweg Gerechtigkeit zu bekommen. Im Krieg ist wohl gewaltvolle Rache ein leichterer Weg als ein zivilisiertes Gerichtsverfahren und setzt somit die Spirale der Gewalt immer weiter fort. Die Hilflosigkeit, die mit dieser rechtlosen Situation einhergeht und zusätzlich der Wunsch, sich nicht mehr an das Geschehene zu erinnern, führen dazu, dass oft nicht einmal die TäterInnen benannt werden können.

In der Arbeit mit traumatisierten Flüchtlingen geht es also immer wieder darum, Aggression anzuerkennen und auch den richtigen Verursacher dafür zu identifizieren. Diktatoren, KriegsteilnehmerInnen, die sich Kriegsverbrechen schuldig machen, skrupellose Menschenhändler auf den Fluchtrouten … Aber es ist ganz sicher nicht der Flüchtling, der im nächsten Bett in der Massenunterkunft schläft, verantwortlich für diese große Wut und auch nicht die MitschülerInnen und ganz sicher nicht die eigenen kleinen Kinder!

Es gilt, die Gewaltspirale zu durchbrechen. Die, denen die Wut gehört, müssten vor Gericht gestellt und bestraft werden. Die, denen die Gewalt nicht gehört, haben ein Recht auf Gewaltfreiheit. Alltägliche Konflikte sollen mit alltäglichen, möglichst gewaltfreien Mitteln bewältigt werden: ausdiskutieren, einander zuhören, Konsens finden.

Strategien, mit der Aggression umzugehen

Anerkennung und Zuordnung der Aggression geben den Raum, aktiv mit der Wut umzugehen. Die hier angeführten Beispiele sollen Möglichkeiten aufzeigen, erheben aber keinerlei Anspruch auf Vollständigkeit.

Ausagieren – Sportliche Betätigung

Aggression ist mit einem hohen Maß an Energie verbunden. Die Energie, sich zu verteidigen und zu kämpfen ist mobilisiert. Es tut daher gut, körperliche Energie ausagieren zu können.

In gemeinsamen Spielen, wie z. B. Fußball, können viele MitspielerInnen gleichzeitig viel Bewegung machen. Es gibt ein Ziel, das auch Aggression beinhaltet, in dem ich gegen den Willen der gegnerischen Mannschaft versuche ein Tor zu schießen. Das kann aber nur gelingen, wenn ich mit meiner eigenen Mannschaft kooperiere. Außerdem gibt es mit dem Schiedsrichter eine externe Aggressionskontrolle.

Aber auch Sportarten wie Gehen, Laufen, Leichtathletik, Schwimmen, Radfahren usw. ermöglichen körperliche Bewegung und Energieabbau. Kampfsportarten sind eher ungeeignet, da sie ein zu hohes Maß an Aggression beinhalten und diese meiner Meinung nach eher fördern als abbauen (siehe dazu auch Kap. 2.2 Kontrollverlust – Wiederherstellung von Kontrolle und Kap. 4 Leitfaden für Outdoor-Aktivitäten mit Flüchtlingen).

Wutball oder -kissen

Ein Boxsack oder Wutball kann hingegen durchaus sinnvoll sein, wenn der Impuls zuzuschlagen als besonders dringlich erlebt wird. Bevor diese Schläge im Gesicht und auf dem Körper anderer Menschen landen oder die eigene Hand durch einen Schlag in die Mauer gebrochen wird, ist es hilfreich einen bestimmten Ball oder ein Kissen zu haben, auf den geschlagen werden kann. Der Impuls ist durchaus verständlich aufgrund der traumatischen Vergangenheit – aber er soll nicht zu weiterer Gewalt gegen sich selbst oder andere Menschen führen.

Stressbälle, die gedrückt, gezogen, geschlagen … werden, können helfen, den als unkontrollierbar erlebten Impuls der Wut zu kanalisieren.

Wutbilder malen – Texte schreiben

Es kann auch ein Bild mit aller Emotion gemalt oder gekritzelt werden – möglichst großflächig und mit einer grellen Farbpalette. Vielleicht liegt es aber der/m Betroffenen mehr, sich schriftlich auszudrücken und sich einmal die ganze Wut von der Seele zu schreiben – am besten ohne Selbstzensur. Es darf in so einem Text auch geschimpft und geflucht werden. Danach wird entschieden, was mit diesem Text oder Bild geschehen soll. Oft wollen die MalerInnen bzw. AutorInnen das Werk vernichten und so nochmals der Aggression Platz geben. Öfters noch erlebe ich, dass wir die Bilder oder Blätter aufbehalten sollen. In solchen Fällen wird das Wutbild oder der Wuttext in Anwesenheit des/der KlientIn sicher verwahrt und weggeschlossen.

Teig schlagen

Mit Frauen, die aus sehr patriarchalen Regionen kommen, ist es oft gar nicht so leicht, gute Strategien für ihre Wut zu finden. Eine Idee, Wut doch körperlich auszuagieren, ist, Teig zu schlagen. Fast jede Kultur kennt einfache Teige, die erst gut werden, wenn sie gut durchgeknetet und geschlagen werden. Ob aus so einem „Wutteig" dann noch das Essen für die Familie zubereitet wird, ist jeder Frau selbst überlassen. Da diese Teige meist nur aus Mehl, Salz und Wasser bestehen, ist es sicher auch ab und zu leistbar, so einen Teig – mit all der darin enthaltenen Emotion – zu entsorgen.

Um die Wette schreien

Neben dem Impuls, zuschlagen zu müssen, berichten unsere KlientInnen auch immer wieder von dem Wunsch, einfach einmal alles hinausschreien zu dürfen. Aber es gibt kaum Orte, wo man einfach schreien darf. So suchen wir mit ihnen Plätze in ihrer Umgebung, die besonders laut sind und wo man daher einfach einmal mit dem sowieso bestehenden Lärm um die Wette schreien kann. Dies kann z. B. ein Wasserfall sein oder unter einer Eisenbahnbrücke etc.

Externe Ich-Kontrolle

Bei Mannschaftsspielen gibt es üblicherweise mit dem Schiedsrichter eine Person, die die Autorität hat, Aggression zu kontrollieren. Wer gegen die Regeln verstößt oder zu aggressiv ist, bekommt vom Schiedsrichter einen Verweis oder wird auch nach wiederum klar definierten Regeln bestraft.

Dies gibt allen SpielerInnen Sicherheit – wenn die eigene Aggressionskontrolle oder die eines/einer anderen Spielers/ Spielerin während des Spiels verloren geht, ist jemand da, der dafür sorgt, dass es nicht zu Übergriffen kommt.

Externe Ich-Kontrolle kann aber auch in anderen Situationen stattfinden. Als TherapeutIn muss ich in Phasen, in denen diese nicht gut funktioniert, immer wieder übernehmen.

Ein Patient erzählt in der Therapie von seinen konkreten Plänen, wie und wann er Suizid begehen wird. Ich erkläre ihm, dass es nur dann Sinn hat, in die Therapie zu kommen, wenn wir den klaren Vertrag haben, dass er sich bis zur nächsten Therapiestunde nichts antut und er mir verspricht, dann auch tatsächlich zu kommen. Dies geht über mehrere Wochen so. Am Ende jeder Therapiesitzung wird vereinbart, dass er nächste Woche wieder zu kommen hat – und das einfach bedeutet, dass er am Leben bleiben muss. Die innere Spannung und der Impuls zur Selbsttötung lassen allmählich nach. Durch die Therapie und soziale Maßnahmen eröffnen sich neue Lebensperspektiven. Die Selbstkontrolle wird Stück für Stück wieder etabliert und daher ist es auch nicht mehr notwendig, diese Vereinbarung ständig zu erneuern.

Ähnlich wichtig sind solche externen Kontrollen von überbordenden Impulsen, wenn es um Aggression gegen Familienmitglieder geht. Da ist einerseits der Staat mit seiner Gesetzgebung: Es ist in Österreich eine Straftat andere Menschen zu schlagen. Auch die eigenen Kinder dürfen nicht körperlich misshandelt werden. Diese Gesetze schützen auch vor überschießenden Impulsen. Für Menschen aus konservativen Gesellschaften kann dies eine vollkommen neue Sichtweise sein und es wird als Eingriff in die private Sphäre erlebt. Aber vielleicht ändert sich die innerfamiliäre Gewalt zuerst, weil man jetzt in einem Land mit so eigenartigen Gesetzen lebt und man ja nicht straffällig werden will. Die Aggression kann sich hier manchmal in Ärger über diese Gesetze entladen – der Rechtsstaat hält dies definitiv viel leichter aus als das Gesicht eines Kindes. Natürlich soll sich diese externe Motivation, ich will nicht mit dem Gesetz in Konflikt kommen, mehr und mehr durch eine innere, eigene, ersetzt werden: Ich will niemanden Schaden zufügen.

Grenzen geben Sicherheit

Gerade bei sehr wütenden Menschen ist es wichtig, gute und klare Grenzen zu ziehen. Bei Grenzverletzungen werden Sanktionen vereinbart und diese sollten dann auch eingehalten werden.

Hier dient durchaus das eigene Empfinden als guter Indikator. Wenn sich HelferInnen durch die Aggression der KlientInnen überfordert fühlen, braucht es Hilfe und die sollte so rasch als möglich organisiert werden – sowohl für die HelferInnen als auch für die KlientInnen.

(Siehe dazu auch das Kap. 2.2 Kontrollverlust – Wiederherstellung von Kontrolle und Anhang)

Transformation

Im besten Fall kann es gelingen, dass die Energie nicht zum Zurückschlagen, sondern für positive Transformation genutzt werden kann.

Wenn es etwa gelingt, sich für den Frieden in der kriegerischen Heimatregion einzusetzen und Friedensprojekte zu entwickeln, anstatt Gewalt wiederum mit Gewalt zu beantworten, ist enorm viel gelungen.

Es ist zutiefst verständlich, warum Menschen zurückschlagen wollen, Rache für das erlittene Unrecht wollen. Aber als Menschen haben wir immer die Freiheit aus der Gewaltspirale auszubrechen und uns gegen diese Option zu entscheiden.

Die Energie kann dann für eine konstruktive Auseinandersetzung genutzt werden.

Viktor Frankl hat beispielsweise auch aus der Erfahrung der Internierung im Konzentrationslager die Logotherapie entwickelt und so eine neue Form der Psychotherapie entwickelt. Simon Wiesenthal hat seine Energie darauf verwendet, die Täter der Gräueltaten, die nicht nur ihm, sondern Millionen Menschen widerfahren sind, auszuforschen und vor Gericht zu stellen. Die Mütter, deren Kinder unter der Militärdiktatur in Argentinien verschwunden sind, haben sich gegen dieses „Verschwindenlassen" gewehrt und mit ihrer Organisation „Madres de Plaza de Mayo" eine nicht mehr wegzudenkende moralische Größe in Lateinamerika etabliert.

Es sind aber nicht nur diese berühmten Beispiele, auch weniger öffentliche Beispiele zeigen diese positive Transformation. Das kann überall dort geschehen, wo ehemalige Flüchtlinge sich nun selbst für die Neuangekommenen engagieren oder in der Nachbarschaftshilfe; dort, wo Initiativen für den Dialog entstehen oder wo Menschen sich für Frieden und Menschenrechte engagieren.

2.7 Schuld und Schuldgefühle – Verstehen, Annehmen, Trauer

Wo liegt die Schuld, dass Menschen verletzt, traumatisiert werden? Selbst bei Naturkatastrophen wird nach menschlichen Verursachern gesucht: Hat ein Frühwarnsystem wegen menschlichem Versagen nicht funktioniert? Wurden Wälder, Mangroven etc. zerstört, die die Katastrophe abgemildert hätten? Würde sich ein Schuldiger finden lassen, wären wir alle entlastet: Wenn die Schuldigen daran gehindert werden, das begangene Verbrechen zu wiederholen, sind wir in der Zukunft sicher vor solchen Katastrophen.

Vielmehr gilt dies bei von Menschen verursachten Katastrophen – hier gibt es ganz klar menschliche VerursacherInnen und damit auch Menschen, die sich schuldig an anderen gemacht haben. Alle Flüchtlinge, die nach Europa kommen, fliehen vor solchen von anderen Menschen verursachten Katastrophen. Manchmal waren sie auch selbst Mit-VerursacherInnen von traumatischen Ereignissen. Im Krieg und manchmal auch in der Folter weichen sich die Grenzen auf. Wann hört in einem Krieg die Selbstverteidigung auf und wo beginnt das Kriegsverbrechen? Wie, wenn man in der Folter gezwungen wird, andere Mithäftlinge zu verraten oder gar zu misshandeln?

Eine Frage, die dabei gerade in der psychotherapeutischen Auseinandersetzung, aber auch in vielen psychosozialen Fragestellungen immer wieder auftaucht: Wo ist die Grenze zwischen Schuldgefühlen und realer, objektivierbarer Schuld?

Schuldgefühle

Viele Opfer von Krieg und Menschenrechtsverletzungen fühlen sich schuldig. Die Entstehung von Schuldgefühlen setzt voraus, dass Menschen handlungsfähig und verantwortungsbewusst sind. Traumatisierte Menschen fühlen sich schuldig, obwohl sie keine Möglichkeit zu handeln gehabt haben.

Schuldgefühle haben drei Funktionen (Andreatta, 2015):

- Sie sind ein Versuch der Wiederherstellung der Kontrolle. Schuldig kann jemand nur werden, wenn er/sie einen Handlungsspielraum gehabt hätte, aber leider hat man sich in der kritischen Situation falsch entschieden. Das heißt, sollte wieder eine ähnliche Situation in der Zukunft eintreten, würde der „schuldig" Gewordene Handlungsspielraum haben und könnte sich dann anders, besser, entscheiden. Damit ist das Opfer nicht mehr der Hilflosigkeit ausgeliefert.

- Das Opfer übernimmt die Schuld. Die menschliche Grundannahme, dass wer andere Menschen quält oder tötet, sich schuldig fühlen muss, wird durch das Verhalten der Täter verletzt. Aber wenn so Furchtbares passiert, muss nach geltendem Verständnis jemand Schuld haben. Daher versucht das Opfer durch die Übernahme der Schuld das Selbst- und Weltverständnis wiederherzustellen. Die Schuldgefühle verhindern so, der Hilflosigkeit vollkommen ausgeliefert zu sein.
- Überlebensschuld kann vor allem nach traumatischen Ereignissen, bei denen viele Todesopfer zu beklagen waren, die Folge sein. Die Überlebenden stellen sich die Frage, warum sie und nicht die anderen überlebt haben. Sie quälen sich selbst oft mit der Frage, ob es denn nicht gerechter gewesen wäre, wenn sie auch gestorben wären oder sogar, ob sie statt der anderen hätten sterben sollen.

Andreatta (2015) weist aber auch darauf hin, dass es durchaus zur Verknüpfung mit Verantwortlichkeit und damit auch realer Schuld kommen kann. Aus den Schilderungen von Folterüberlebenden wissen wir, dass sie mitunter gezwungen worden sind, an der Misshandlung von anderen teilzunehmen. Andere Überlebende werden davon gequält, dass sie versucht haben, mit Tätern zu kollaborieren und zu taktieren und erst im Nachhinein erkannt haben, dass sie die Dynamik nicht richtig einschätzen konnten.

Auf der Flucht kann es zu Situationen der Panik kommen, wo anderen nicht geholfen wurde oder diese sogar zurückgedrängt oder -gestoßen worden sind. Wenn nach solchen Situationen wieder Ruhe eintritt und das Geschehene reflektiert wird, entstehen massive Schuldgefühle.

Umgang mit Schuld und Schuldgefühlen

Absurderweise ist es psychodynamisch oft viel schwieriger mit Schuldgefühlen umzugehen als mit realer Schuld.

Bei objektiver Schuld gibt es Gerichtsbarkeit und der schuldig Gewordene kann sich dem Gericht stellen und die Strafe auf sich nehmen und für seine/ihre Schuld sühnen. Es gibt Möglichkeiten der Kompensation, wenn auch selten die der Wiedergutmachung.

Bei Schuldgefühlen steht diese Möglichkeit der realen gesellschaftlichen Auseinandersetzung nicht zur Verfügung. Aber gerade dort, wo die Hilflosigkeit nicht auszuhalten war, entstehen diese Schuldgefühle: „Selbstbezichtigung entspricht auch der Denkweise Traumatisierter jeden Alters, die die Schuld in ihrem eigenen Verhalten suchen, damit sie in dem was ihnen angetan wurde, einen Sinn sehen können" (Herman, 2003, S. 145).

Nach dem Tsunami in Sri Lanka fiel ein Mann besonders auf. Er bezichtigte sich, seine Tochter ermordet zu haben. Er war auf der Suche nach Gerechtigkeit, er wollte für die vermeintliche Schuld sühnen. Dabei bestand diese darin, dass er seine Tochter aus der Internatsschule in den Bergen in den Ferien nach Hause, in das Dorf am Strand, geholt hat. Wir intervenierten in die Richtung, dass es vor allem um Trauer gehen muss. Noch war dieser Vater in der traumatischen Situation des Todeskampfes verstrickt und damit auch in der Trauervermeidung. In der Begleitung durch das psychosoziale Team wurde vor allem nach den guten Erinnerungen an die Tochter gefragt, um die gute Beziehung zwischen dem Vater und seinem ältesten Kind zu beleben und ihm so zu ermöglichen, seiner Trauer um das geliebte Mädchen Ausdruck zu verleihen (siehe dazu auch Kap. 2.9 Verlust – Trauer).

Ein junger Familienvater wurde eines Nachts aus seinem Haus verschleppt. Noch im Schlaf wurde ihm ein Sack über den Kopf gestülpt, er wurde gefesselt und aus dem Haus gezerrt. Seine Frau und Kinder hatte er weinen und schreien gehört. Zwei Jahre blieb er in Haft, zwei Jahre lang wurde er massiv misshandelt, zwei Jahre lang wusste er nichts über das Schicksal seiner Familie. Erst nach seiner Entlassung erfuhr er, dass Frau und Kinder in dieser Nacht nicht weiter an der Situation zu leiden hatten – natürlich wurden sie durch die Gewalt gegen den

Vater/Mann belastet und auch durch die Situation danach, aber in dieser Nacht ist ihnen weiter nichts passiert. Der Vater selbst wurde aber zwei Jahre lang von Schreckensvorstellungen, was mit seiner Familie geschehen ist und von seinem Unvermögen, seine Angehörigen zu verteidigen, gequält. Auch Jahre später beschäftigen ihn noch immer Phantasien, wie er in Rambo-Manier gegen die Angreifer vorgehen hätte können. Obwohl er kognitiv weiß, dass seine Familie durch seine widerstandslose Verhaftung am besten geschützt war, sind die Schuldgefühle und die damit verbundenen Ideen nach wie vor präsent.

Die Ohnmacht und damit auch der Bruch in der Identität als Erhalter und Beschützer der Familie werden spürbar. In der psychosozialen Arbeit steht die Ermächtigung und Rückgewinnung der Selbstsicherheit im Mittelpunkt. Zugleich gilt es anzuerkennen, dass die Frau in diesen Jahren in der Lage war, unter schwierigsten Bedingungen für die Familie zu sorgen. Es braucht einerseits individuelle Strategien, damit sich der Familienvater wieder als kompetent und fürsorglich erleben kann; andererseits gilt es auch, Raum für das Gespräch zwischen den beiden Ehepartnern zu eröffnen, damit sie in der Lage sind, zu hören, was in der Zeit der Trennung geschehen ist und dies auch anzuerkennen.

Religiöse Rituale

Während Rechtssysteme keine Antworten auf Schuldgefühle haben, können religiöse Formen der Ent-Schuldung durchaus eine Möglichkeit der Entlastung und der Lösung von den quälenden Gedanken und Gefühlen sein. Vor allem wenn diese mit dem Tod eines Menschen in Verbindung stehen, ist die Einbettung in einen transzendenten Kontext hilfreich.

Viele Religionen kennen Rituale der Entschuldung. Eines der stärksten ist die katholische Beichte. Indem in einem bestimmten Ritual die individuelle Schuld vor einem dafür Befugten, dem Priester, ausgesprochen wird und dieser die rituell klar beschriebene Lossprechung ausspricht, kann individuelle Schuldbefreiung erfahren werden. Der Priester sagt auch, was zur Sühne zu tun ist. Der sich schuldig fühlende Mensch ist damit nicht mehr hilflos ausgeliefert, sondern hat den Auftrag, aktiv etwas gegen die erlebte Schuld zu tun.

Reinigungsrituale gibt es in allen großen Weltreligionen. Der Mensch kann sich durch die vorgeschriebenen und tradierten Waschungen körperlich vom Schmutz befreien und sich zugleich auch symbolisch von erlebten psychischen Verunreinigungen frei machen. Das Gefühl der Schuld kann im Idealfall abgewaschen werden.

Spezielle Zeiten der inneren Einkehr und des Fastens können ebenso einen Beitrag zur persönlichen Bewältigung der Schuldgefühle sein. Die Selbstüberwindung und Disziplin, die etwa für die Einhaltung von Fastenvorschriften aufgebracht werden muss, kann durchaus hilfreich sein.

Weitere Rituale

Klar definierte und über Generationen praktizierte Rituale geben sehr viel Sicherheit. Aber auch wenn Menschen nicht religiös sind oder durch die traumatischen Ereignisse ihren Glauben verloren haben, können Rituale und Symbole helfen, die Schuldgefühle zu lindern. In solchen Fällen braucht es Modifikationen der Rituale und manchmal müssen sie auch neu erfunden werden.

Brief an den/die Verstorbene/n schreiben

So hat eine junge Klientin für sich ein Ritual gefunden, um mit ihren Schuldgefühlen besser umzugehen. Ihr kleiner Sohn ist auf der Flucht ertrunken. Sie war nicht in der Lage gewesen ihn rechtzeitig festzuhalten. Über mehrere Wochen hat sie einen Brief an ihren Sohn geschrieben und diesen dann gemeinsam mit ihrem Ehemann in den Fluss, der zum Meer führt, geworfen. Wichtig war ihr, dass sie sich in diesem Brief bei ihrem Sohn für ihre Unfähigkeit, ihn festzuhalten und vor dem Ertrinken zu retten, entschuldigen konnte. Während dem Schreiben hat sie noch sehr viel geweint und auch als sie die Blätter im Wasser treiben sah. Danach fühlt sie sich aber entlastet und sie kann endlich wieder ein paar Stunden durchschlafen.

In so einem Brief eröffnet sich die Möglichkeit, dem Menschen, an dessen Tod man sich schuldig fühlt, zu sagen, was offen geblieben bzw. erst durch diese traumatische Todessequenz virulent geworden ist. Die Mutter ist danach in der Lage über die schönen Erlebnisse bei der Geburt ihres Sohnes zu sprechen und was sie in den eineinhalb Jahren mit ihm Gutes erlebt hat. Sie kann endlich zu trauern beginnen.

Was mit dem Brief gemacht werden soll, kann dann wiederum individuell entschieden werden: Manchmal wird er an einem bestimmten Platz aufgehoben, manchmal in einem Ritual verbrannt oder vergraben oder in den Fluss/Meer geworfen etc.

Etwas für den/die Betroffenen und deren Angehörige tun

Unterstützung für die Angehörigen wird als entlastend und sinnvoll erlebt: Dies kann im Fall des Todes die Errichtung einer würdigen Grabstätte oder ein Erinnerungsort sein oder dass die begonnene Arbeit des Verstorbenen weitergeführt wird. Ein Klient hat die Kinder seines verstorbenen Kameraden, an dessen Tod er sich schuldig fühlt, die Ausbildung organisiert und so gut es eben ging auch finanziell unterstützt.

In der Begleitung von Flüchtlingen geht es immer wieder darum, zu besprechen, ob es für sie ein Ritual gäbe, das gut tun würde. Manchmal schlage ich etwas vor, wie die oben genannten Beispiele. Meist wird so eine Idee nicht direkt aufgegriffen, aber sie gibt Anregung, über die eigene passende Form nachzudenken (siehe dazu auch das Kap. 2.9 Verlust – Trauer).

2.8 Verletzter Selbstwert – Selbstwert stärken

Mit Selbstwertgefühl meinen wir die eigene Einschätzung der körperlich-seelischen Individualität. Zu unserem Selbstverständnis gehören unsere Autonomie und damit unsere Fähigkeit, Situationen zu kontrollieren und zu gestalten.

Verletzung des Selbstwerts

Wer die absolute Hilflosigkeit in traumatischen Situationen erfahren hat, wurde in seinem Selbstwert massiv verletzt. Durch Gewalt von außen wurde der betroffene Mensch vollkommen entmachtet, seine Würde zutiefst verletzt. Das Bild einer selbstständigen, autonomen Person mit Fähigkeiten und Talenten ist verloren oder zumindest beschädigt. Das Vertrauen in eine Welt, die sicher und gut ist, wurde zutiefst erschüttert – und die Erfahrungen auf der Flucht und nach der Ankunft machen es oft nicht besser, sondern bestätigen nur, dass die Welt kein sicherer Ort ist.

Traumatische Situationen sind gekennzeichnet durch extreme Gewalt, dem die Betroffenen macht- und hilflos gegenüberstehen. Was immer sie der Gewalt entgegensetzen, ist angesichts der Wucht zu wenig und zu schwach. „Die Schmach der Vernichtung lässt sich nicht mehr austilgen", schreibt Jean Améry (1988) dazu.

Zusätzlich erleben sich Flüchtlinge sehr oft als entwertet: Sie müssen ihr Leben immer wieder riskieren, um in Sicherheit gelangen zu können. Es ist so, als wäre ihr Leben nicht wertvoll genug, um sie auf sicheren Wegen in ein sicheres Asylland kommen zu lassen. Die Schlepper sehen sie oft nur als Ware, die möglichst gewinnbringend transportiert werden muss. Sie werden nur mehr als Teil einer Masse gesehen und auch so behandelt oder noch schlimmer, Feindbilder und rassistische Vorurteile werden ihnen übergestülpt und sie erfahren Ablehnung und offene Gewalt.

Judith Herman (2003) spricht in ihrem Konzept der Komplexen Posttraumatischen Belastung von einer gestörten Selbstwahrnehmung. Traumatisierte erleben sich anders als Menschen, die diese Erfahrungen nicht gemacht haben. Viele haben das Gefühl, beschmutzt zu sein und können ihren eigenen Körper nicht mehr positiv sehen. Wer so etwas erfahren musste, fühlt sich entwertet – und wird damit verführbar. Wo immer für diese in ihrem Selbstwert so schwer verletzten Menschen ein Angebot für Identitätsfindung, Zugehörigkeit, Aufwertung angeboten wird, werden sie dieses annehmen.

„[D]as Selbstwertgefühl ist nicht nur Gefühlston, sondern stets inhaltlich vom positiv oder negativ Beurteilten bestimmt. Gemindertes Selbstwertgefühl kann mit Beschämungserlebnis und Ressentiment einhergehen oder mit Beachtungs- und Machtstreben, Rachegelüsten kompensiert werden", heißt es im Lexikon für Psychologie (Arnold u. a., 1996).

In beängstigenden Situationen funktioniert die Kontrolle über den Körper nicht mehr. Die Betroffenen beginnen zu zittern; Sprache funktioniert nicht mehr richtig und als besonders beschämend wird der Verlust der Kontrolle über die Ausscheidungsorgane erlebt. Massiver Schmerz, der zugefügt wird, verändert Körpererfahrung auf eine sehr destruktive Art und führt dazu, dass der eigene Körper wie ein Feind wahrgenommen wird. Vergewaltigungsopfer sehen ihren Körper oft nur mehr als Ort der schweren Verletzung ihrer Würde. Obwohl sie sich exzessiv waschen, bleibt das Gefühl der Beschmutzung bestehen.

Aus Sicht der Traumapsychologie ist es also von zentraler Wichtigkeit, schwer traumatisierten Flüchtlingen Unterstützung in ihrem Selbstwert und Selbstbild zu geben. Damit sie wieder autonom und selbstständig entscheiden können, was für sie gut ist, braucht es viel Sicherheit.

Reinigungsrituale

Wenn Menschen sich durch die traumatischen Erlebnisse beschmutzt fühlen, können Imaginationen und Rituale der Reinigung helfen.

Ein 17-jähriger Jugendlicher hat vor seiner Flucht mehrere Monate lang Gefängnis und Folter erlitten. Besonders belastend war für ihn, dass er gezwungen worden ist, Fäkalien zu schlucken. Er fühlt sich in seiner körperlichen Integrität zutiefst verletzt und hat das Gefühl, sein ganzer Körper sei nach wie vor verunreinigt. Er mag sich selbst so gar nicht. Vor allem seinen gesamten Verdauungsapparat erlebt er als abstoßend. Zugleich macht er in diesem so anderen Leben mitten in Europa auch viele neue Erfahrungen. Zum ersten Mal trinkt er Cola und erklärt es sofort zu seinem neuen Lieblingsgetränk. Da können wir einhaken. Das nächste Mal gibt es Cola und Gummibärchen und eine Demonstration, dass sich so ein Gummibärchen im Cola auflöst. Wir übertragen das Bild unseres kleinen Experiments auf sein Körpergefühl. Sein neues Lieblingsgetränk kann Dinge zum Verschwinden bringen – und so vielleicht auch reinigend wirken. Er trinkt das Cola und wir stellen uns vor, wie dieses Getränk nun auch den ganzen Schmutz aus seinem Mund, seiner Speiseröhre, seinem Magen und seinem Darm entfernt – so wie es das Gummibärchen aufgelöst hat. Er kann sich gut mit diesem Bild anfreunden und macht eine „Reinigungskur" mit Cola. Durch diese Imagination gelingt es ihm, sich von dem Bild, das seine gesamten Eingeweide verschmutzt sind, zu lösen. Ein Stück weit normalisiert sich seine eigene Körperwahrnehmung.

Jede große Religion kennt Reinigungsrituale und rituelle Waschungen. Auch diese symbolischen Reinigungen können nochmals je nach Religionszugehörigkeit und Glaubensvorstellung besprochen und verstärkt werden. Das kann zum Beispiel die rituelle Waschung sein, die vor dem Betreten der Moschee zu vollziehen ist oder das noch wesentlich weiter ins Symbolische verschobene Weihwasser am Eingang jeder Kirche. Diese

Rituale können besprochen und für die jeweilige Situation modifiziert werden. Was braucht die Person jetzt im Moment, um mit sich selbst ins Reine zu kommen und sich als würdiger Teil einer Gemeinschaft erleben zu können (siehe dazu auch Kap. 2.7 Schuld und Schuldgefühle – Verstehen, Annehmen, Trauer)?

Selbstverteidigung

Aus finanziellen Gründen ist es uns leider nur einmal gelungen eine Selbstverteidigungsgruppe für Frauen und ihre Töchter zu organisieren. Die Mütter hatten alle sexuelle Gewalt erlebt und auch einige der Mädchen waren davon betroffen gewesen. Im Selbstverteidigungstraining haben sie ihren zuvor vollkommen hilflosen Körper ganz anders kennenlernen dürfen. Mit einfachen (und komplizierteren) Techniken lernten sie, dass sie sich auch gegen eine körperlich größere und stärkere Person zu Wehr setzen können, die Autonomie über ihren Körper nicht aufgeben müssen. Diese neue, positive Erfahrung ihrer Körperlichkeit und seiner Möglichkeiten eröffnet neue Spielräume: Ich kann mich zur Wehr setzen, ich darf autonom entscheiden, was mit mir geschieht.

Neben dem durchaus sehr praktischen Nutzen hat diese Form der Selbsterfahrung eine ganz wichtige psychologische Funktion. Der eigene Körper, der bisher als schwach und hilflos wahrgenommen wurde, wird auf einmal als Quelle von Stärke und Kraft erlebt. Durch dieses Training wächst die Selbstsicherheit: Ich entscheide, ob mir jemand nahekommen darf oder nicht. Und wenn jemand meine körperlichen Grenzen überschreiten will, habe ich gelernt, wie ich mich aus eigener Kraft und mit eigenem Können schützen kann (siehe dazu auch Kap. 2.3 Grenzverletzung – Wiederherstellung von guten Grenzen)!

Künstlerischer Ausdruck

Die zutiefst beschämenden Erlebnisse können durch verschiedene Formen des künstlerischen Ausdrucks dargestellt werden, sie erhalten durch das Medium eine Transformation und im Idealfall auch Anerkennung durch den/die BetrachterIn. Durch Malen, Zeichnen, Töpfern, Musik-Machen etc. kann möglicherweise eine Annäherung gelingen, die für die Sprache (noch) nicht zugänglich ist (siehe dazu auch Kap. 2.4 Sprachlosigkeit – Wiedergewinnung von Kommunikation).

Ich bitte die junge Frau, das Bild eines Baumes, der sie repräsentiert, zu zeichnen oder zu malen. Sie wählt einen hellblauen Stift und zeichnet mit ganz leichten Strichen einen kleinen Baum in die linke untere Ecke des Blattes. Es wirkt fast so, als sollte dieser Baum gar nicht da sein. Das stimmt auch mit dem Gesamteindruck dieser Klientin überein: Sie versucht, unsichtbar – und so nicht angreifbar – zu sein. In den nächsten Monaten geht es darum, herauszufinden, wo sie sicher sein kann. Zum Glück ist sie eine gute Schülerin und hat im Deutschkurs gute Erfolge. Hier ist sie selbstsicher und kann sich auch vor anderen Menschen zeigen. Gespräche, in denen sie etwas Neues erfährt und ihre kognitiven Fähigkeiten einsetzt, gelingen und sie kann sie sogar genießen. Sie baut einen sehr kleinen, aber sicheren FreundInnenkreis auf. Wenn sie mit diesen Menschen zusammen ist, fühlt sie sich wohl. Besondere Angst hat sie aber vor dem Alleinsein. Wir brauchen also auch hier sichere Anker, indem wir etwa die Taschenlampe auf ihrem Handy ausprobieren. Damit kann sie sofort alle Ecken und Winkel ausleuchten und so nachsehen, ob Gefahr droht. Die Notrufnummer 112 wird eingespeichert und sie kann sie, wenn notwendig, sofort anrufen und mit schneller Hilfe rechnen. Sie findet aber auch einen starken inneren Helfer in Form eines Comic-Superhelden, den sie sich gut als ihren Retter imaginieren kann. Ihren „Baum" lässt sie wachsen. Nach eineinhalb Jahren macht sie wieder ein Bild von einem Baum, der sie selbst darstellen soll: Diesmal wählt sie eine kräftige dunkelblaue Farbe. Der Baum nimmt nun rund die Hälfte des Zeichenblattes ein. Er hat einen kräftigeren Stamm, der auf einem Grund steht.

Kunsttherapie ist ein wichtiger Bestandteil unseres therapeutischen Teams: Viele Formen des künstlerischen Ausdrucks werden angeboten und fachkundig begleitet. Alte und neue Fähigkeiten werden lustvoll erlebt und können Gefühle ausdrücken und auch verändern (weitere Literatur dazu: Rakos, A., 2010, Koch, B. u. Lintl, E. 2013).

Künstlerischer Ausdruck kann aber auch in der psychosozialen Arbeit von großer Bedeutung sein.

Der Vater kommt in Begleitung seiner ganzen Familie zu seinem Therapietermin. Die Kinder bekommen Zeichenmaterial angeboten, um die Stunde, die sie nun auf ihren Vater warten müssen, zu überbrücken. Sie beginnen sofort, mit großem Eifer zu zeichnen. Nach der Stunde präsentieren sie ihre Bilder: Alle zeigen Kriegsszenen. Wir nehmen uns Zeit und fragen nach, ob sie über ihre Bilder reden wollen. Und so erzählt zuerst das älteste, achtjährige Kind und wird dabei von den beiden jüngeren immer wieder unterbrochen und ergänzt. Die Bilder wollen sie dalassen und wir legen sie gemeinsam in eine Mappe und schließen sie in einem Schrank ein. Auch beim nächsten Termin des Vaters wollen die Kinder zeichnen und malen. Aber die Bilder verändern sich bereits. Der älteste zeichnet nochmals eine ähnliche Szene, die anderen Bilder zeigen die österreichische Schule und eine schöne Blumenwiese.

Wenn kreative Werke entstehen, sollte immer geklärt werden, ob es Inhalte sind, die vertraulich zu behandeln sind und daher nicht öffentlich gezeigt werden sollen, oder Kunstwerke, die sich an ein großes Publikum richten.

Anerkennen und positives Feedback

Wann immer ein neuer Haarschnitt oder neue Kleidung bei KlientInnen positiv auffällt, wird dies auch angesprochen und anerkannt. Wenn von Erfolgen bei Kursen oder in der Schule berichtet wird, gibt es positive Verstärkung und Anerkennung. Bei Misserfolgen in Kursen wird das altbewährte halbvolle Glas als Bild strapaziert: Auch wenn es nicht möglich war, das ganze Angebot der Deutschstunde zu erfassen (das volle Glas auszutrinken) wurde daran genippt oder doch einige Schlucke genommen: Es konnten zwar nicht 100% des Angebotes gelernt werden, aber vielleicht 30%. Es gilt dann das Erlernte anzuerkennen und nicht auf die 70%, die nicht geschafft werden konnten, zu fokussieren.

Nach wie vor erinnere ich mich an eine Supervisionsgruppe in Sri Lanka. Ein Erzieher, der eine Gruppe von 12-jährigen Buben leitete, die alle von ihren Familien getrennt in einem Kinderheim untergebracht waren, berichtete über einen besonders aggressiven und schwierigen Jungen. Er fiel vor allem negativ auf, weil er die Dinge der anderen Buben in der Gruppe kaputtmachte. In der Supervisionsgruppe ging es darum, ob dieser Zwölfjährige durch Anerkennung seiner Talente und Fähigkeiten so bestärkt werden könne, dass er nicht mehr so destruktiv sein müsse. Also fragten wir den Erzieher nach der schulischen Leistung des Jungens, diese war allerdings katastrophal. Ähnlich negative Antworten erhielten wir auf die Fragen nach sportlichen oder künstlerischen Fähigkeiten. Der Versuch, ihm im Haus Verantwortung zu übertragen, war bereits gemacht worden, scheiterte aber an vielen zerbrochenen Tellern. Trotz gemeinsamer Versuche hatten wir keine Ideen mehr, wo wir noch verborgene Talente aufspüren könnten. Dann fiel dem Erzieher noch ein weiteres Problem ein: Der Junge fing immer wieder Eichhörnchen und hielt sie im Zimmer in selbstgebastelten Käfigen, was laut Hausordnung verboten war. Eine Teilnehmerin, die das Heim kannte, hatte damit doch noch einen neuen Vorschlag: Im Heim gab es einen Streichelzoo für die Kinder: Hasen, Kanarienvögel, Hunde und Katzen und auch ein Amphibium sind für die Kinder da. Die Idee, die nun entstand (und dann auch umgesetzt wurde), war, diesen Buben mitverantwortlich für die Haustiere zu machen. Es hat gut funktioniert. Endlich hatte der Junge eine Aufgabe, die er gerne mochte und er hat von den Erziehern und anderen Kindern Anerkennung für seine Leistung bekommen. Das destruktive Verhalten war damit beendet.

Sichere Orte der Regression, um wieder selbstsicher werden zu können

Manchmal braucht es nach wie vor den Raum, den Psychotherapie oder auch psycho-soziale Beziehungen bieten, um von Zeit zu Zeit die schwache und verletzte Seite zeigen zu dürfen. Um dann, wenn man von dort weggeht, auch die andere, starke Seite leben zu können.

Eine 17-jährige KlientIn kam immer mit gebeugten Schultern in die Therapie und spielte dann meist mit dem Plüschtier, das an ihrem Schlüssel hing. Insgesamt wirkte sie wie ein kleines, unsicheres Mädchen. Umso erstaunter war ich, als ich sie einmal zufällig an einem Samstagabend in der Straßenbahn sah: Sie war dabei auszugehen und es war klar, sie wird eines der begehrtesten Mädchen des Abends sein! Gut gestylt, mit hochhackigen Schuhen blickte sie selbstbewusst um sich. Es war gut, so auch diese andere Seite dieser Persönlichkeit zu sehen und doch zu verstehen, warum sie nach wie vor den Raum für ihre verletzte und trauernde Seite brauchte (siehe dazu auch Kap. 2.10 Regression – Begleitung zu altersadäquaten Bewältigungsformen).

2.9 Verlust – Trauer

Verlust ist allgegenwärtig bei Flüchtlingen: Die Sicherheit und Geborgenheit der Heimat ist verloren gegangen, reale Orte und Menschen, die das Leben bisher geprägt haben, wurden zurückgelassen. Verwandte, FreundInnen, KollegInnen, NachbarInnen sind auf einmal nicht mehr da und von den meisten konnte man sich noch nicht einmal verabschieden. Es ist vollkommen ungewiss, ob es je ein Wiedersehen geben wird.

Fast alle Flüchtlinge haben Angehörige für immer verloren: durch Mord und Genozid, durch Bomben und Krieg, durch mangelnde medizinische Versorgung, auf der Flucht, durch „Verschwinden-Lassen".

Ein Klient erzählt, dass ein älterer Angehöriger im Heimatland an einem Schlaganfall verstorben war. Die Trauer ist mit Erstaunen vermischt: Es ist in seinem vom Krieg zerrütteten Land noch möglich, dass jemand an einer altersbedingten Krankheit verstirbt – so wie es überall auf der Welt passieren hätte können. Und es beinhaltet etwas Erleichterndes: Auch wenn der Tod unerwartet war, findet die Familie Trost darin, dass das Leben zu einem natürlichen Ende gekommen ist.

Solche Todesfälle stellen bei Flüchtlingen aus den Kriegsgebieten die Ausnahme dar. Meist sterben Menschen durch die Gewalt anderer Menschen. Dieser plötzliche und grausame Tod wird zur Normalität und kann im Krieg jederzeit jedem passieren. Oft wird die Entscheidung zur Flucht aus der Heimat nach der Ermordung eines oder mehrerer Angehöriger getroffen. Das Exil schützt zwar das eigene Leben, aber nicht die, die im Krisengebiet geblieben sind und auch nicht die, die später geflohen sind und irgendwo „hängengeblieben" sind. Immer wieder werden Familienmitglieder und FreundInnen getötet. Manchmal „verschwinden" Menschen spurlos, ohne dass nachvollziehbar wäre, was mit ihnen geschehen ist.

Für die notwendige Trauer ist selten genug Raum vorhanden – die Rituale, die den Angehörigen helfen sollen, die Tatsache des Todes zu akzeptieren und die ersten Schritte in einem Leben ohne die geliebte Person zu machen, sind in vielen Fällen nicht möglich.

Trauer – die lebensnotwendige Reaktion auf Verlust

Trauer ist ein zentrales Thema aller Flüchtlinge, da sie alle Verluste erlitten haben. Sie wird aber kaum wahrgenommen, weder von den Betroffenen selbst noch von den HelferInnen. Während Trauma und Flucht in der medialen und wissenschaftlichen Auseinandersetzung sehr präsent sind, wird fast nie über die Trauer und ihre Konsequenzen gesprochen. Dabei versteckt sich hinter großer Angst, hinter aggressivem Verhalten, hinter Konzentrationsstörungen, Schmerzen und Stimmungsschwankungen vor allem Trauer.

Trauer ist ein sehr schmerzhafter Prozess, aber notwendig, wenn Menschen Verluste bewältigen müssen. Es wird gelernt, den Verlust zu akzeptieren und trotzdem gut weiterleben zu können. Das braucht Zeit und findet in mehreren Phasen statt. Stellvertretend für verschiedene Trauermodelle werden hier die Phasen nach J. Bowlby (1983) kurz beschrieben. Diese können in verschiedener Intensität und Dauer erlebt werden und sich überlappen.

1. Phase der Betäubung
Diese erste Phase dauert wenige Minuten, Stunden oder auch Tage und kann von Durchbrüchen extremer Verzweiflung, Schmerz und Wut unterbrochen sein. In dieser Phase wird noch versucht, den Verlust nicht wahrnehmen zu müssen. Menschen sind wie erstarrt oder sie führen einfach die bisherige Tätigkeit fort. Solange sie sich nicht bewegen bzw. in anderen Fällen ihre Tätigkeit fortsetzen, halten sie die Realität des Verlustes von sich fern.

2. Phase der Sehnsucht und Suche
Obwohl das Wissen um den endgültigen Verlust da ist, wird immer wieder nach dem Verlorenen gesucht. Die Sehnsucht kann sich etwa in den Träumen zeigen. Der geliebte Mensch ist da wie immer und erst beim Aufwachen muss die schmerzliche Wirklichkeit wieder wahrgenommen werden.

3. Phase der Desorganisation und Verzweiflung

Das Leben wirkt so, als könnte es nicht bewältigt werden, der Schmerz über den Verlust wirkt überwältigend. Trauernde beschreiben diese Phase wie eine Zeit, in der alles erfroren ist, sich nichts mehr bewegt.

4. Phase der Reorganisation

Es ist in dieser Phase möglich, aufzugeben, was nicht mehr angebracht ist, weil es das frühere Leben gekennzeichnet hat und es wird das Leben ohne die geliebte Person (bzw. die verlorene Heimat, den verlorenen Job etc.) wieder gut gestaltet. Die Erinnerung an die Vergangenheit ist nicht mehr schmerzhaft und kann gut integriert werden.

Gelungene Integration der Trauer

Gelungene Trauer bedeutet also, dass akzeptiert werden kann, dass die Beziehung in dieser Welt beendet ist und dass nichts Neues – weder im Guten noch im Schlechten – in dieser Beziehung geschehen wird. Aber: Die guten Erinnerungen an diese Person gehören für immer mir und niemand kann mir diese mehr wegnehmen. Es kann sein, dass eine wichtige Lebensentscheidung getroffen wird, weil man sich daran erinnert, was einem die verstorbene Person einmal gesagt hat. So können am Ende der Trauer die Verstorbenen zu „guten Geistern" werden, die einen mit allen guten Erinnerungen an das gemeinsam Erlebte weiter durchs Leben begleiten.

Beispiele dazu:
Ein junger Mann hat mitansehen müssen, wie seine Mutter eines gewaltsamen Todes gestorben ist. Einige Monate später träumt er Folgendes:

Er ist im Keller des Krankenhauses und in einem weißen Plastiksack liegt die Leiche der Mutter. Er ist mit dem Geld, das die Familie als Kompensation vom Gericht zugesprochen bekommen hat, gekommen. Es gibt in seinem Traum einen Arzt, der für gute Bezahlung bereit und in der Lage ist, die Mutter wieder zum Leben zu erwecken. Der Träumer hat große Angst, was zu sehen sein wird, wenn dieser Plastiksack geöffnet wird. Auf einmal steht die Mutter aber neben ihm, obwohl der Plastiksack noch unverändert vor ihm liegt. Die Mutter – neben ihm – sagt ihm, er solle das Geld nicht dafür ausgeben, sie wieder in dieses Leben zurück zu holen, sondern für seine Ausbildung und für die des jüngeren Bruders zu nutzen.

In diesem Traum ist die Sehnsucht nach der Verstorbenen sehr spürbar und zugleich findet die Überprüfung der Realität statt: Es ist nicht mehr möglich, die Mutter so wie sie war zurückzuholen, egal wie viel dafür investiert werden würde. Aber die betrauerte Mutter und die gut integrierten Erinnerungen an die Mutter ermöglichen, dass das Leben weitergehen darf und die Söhne an ihre Zukunft denken dürfen. In diesem Traum gelingt vieles: Die Sehnsucht des Sohnes nach einer Wiederbegegnung wird erfüllt und zugleich darf auch der Abschied und Neubeginn in die Zukunft sein.

Ein anderer Klient erzählt von seinem Großvater und wie schön es als kleines Kind war, bei ihm zu sein. Vor allem die gemeinsame Siesta, behütet vom Großvater, ist eine Erinnerung der großen Geborgenheit. Beim Erzählen beginnt er zu weinen. Der Verlust des Großvaters wird betrauert, zugleich wird aber auch die Sicherheit, die er seinem Enkel mit auf dem Weg geben konnte, spürbar und ist damit auch gegenwärtig.

Durch die Trauer und durch das Erzählen wird die Erinnerung an den geliebten Menschen zur psychischen Ressource im Hier und Jetzt.

Trauervermeidung

Menschen, die den sehr gewaltsamen Tod von Angehörigen miterlebt haben, bleiben oft im Todesmoment verhaftet: Sie erleben wieder und wieder die Szene des Todes und sind wie gefangen in dieser schrecklichen Sequenz. In solchen Fällen gilt es, behutsam nach dem Leben der verstorbenen Person zu fragen: Wie war ihr Name? Was bedeutet dieser? Was hat diese Person besonders ausgezeichnet im Leben und was konnte sie besonders gut etc.? Diese Fragen sollen den Fokus mehr und mehr vom traumatischen Todesmoment weg hin auf das Leben und die guten Erinnerungen daran lenken.

Gonagola, ein kleines Dorf im Osten Sri Lankas, wurde im Bürgerkrieg überfallen. 44 DorfbewohnerInnen wurden brutal ermordet. Als ich fünf Jahre später das erste Mal in dieses Dorf kam, wurde mir, sobald ich Platz genommen hatte, ein Fotoalbum gegeben. Von außen war es genauso ein Album, wie es für Hochzeitsfotos üblich ist. Aber die Bilder im Inneren waren ganz anders: Sie zeigten die Opfer des Massakers, unmittelbar nachdem die Täter abgezogen waren: Bilder des Schreckens. Auch bei meinem zweiten und dritten Besuch wurde nach einigen Minuten dieses Album gebracht und ich vermute auch bei jeder anderen Gelegenheit, wenn jemand zu Besuch kam.

Mein dritter Besuch fand im Rahmen eines großen Trauerrituals statt. Und so konnten wir anregen, doch ein neues Album mit den Fotos dieser 44 Menschen zu gestalten, mit Erinnerungsbildern an das Leben dieser Menschen: Fotos von Festen, Geburtstagen, Hochzeiten und Ausflügen. Es sollen Bilder sein, die die Verstorbenen mitten in ihrem Leben und in der Dorfgemeinschaft zeigen und so zum Erzählen und Erinnern an die Situationen, die mit den Menschen erlebt worden sind, einladen.

Das Erinnerungsalbum an das Massaker sollte dem angesehensten Mönch im örtlichen Kloster übergeben und von ihm verwahrt werden. Natürlich braucht es einen Platz in diesem Dorf und in seiner Geschichte, aber der Schrecken muss nicht jeden Tag neu belebt werden. Zugleich gibt das neue Album die Möglichkeit, die Erinnerung an die ganze Lebensspanne der Getöteten zu beleben und ermöglicht so erst Trauer (Preitler, 2012).

In den Gesprächen mit Menschen, die ihre Angehörigen auf sehr traumatische Weise verloren haben, versuche ich immer den lebendigen und guten Teil der Erinnerung zu aktivieren. Wie hat die Person geheißen, wie hat sie ausgesehen, was war besonders an dieser Person? Wenn es Fotografien gibt, bitte ich, sie sehen zu dürfen. Wenn möglich wird auch ermutigt, sich Fotos via Internet oder anderer Sozialer Medien schicken zu lassen. Die Erinnerung an die lebendige Person und die schönen Seiten der Beziehung sollen belebt und betrauert werden können. Auch wenn der Tod furchtbar war – das Sterben war nach kurzer Zeit vorbei, die geliebte Person ist gestorben, ihr Leid hat aufgehört. Auch wenn wir nicht wissen, wohin sie gegangen sind, so wissen wir doch, dass der Todeskampf vorbei ist.

Es geht also auch darum loszulassen. Indem der/die Angehörige aufhört, ständig diese traumatische Sterbesequenz zu wiederholen, akzeptiert er/sie auch die Endgültigkeit des Todes. Erst da kann Trauer beginnen.

Aus meiner Erfahrung in Südasien und mit Flüchtlingen in Österreich geht es bei Menschen, die Dschinns oder böse Geister sehen, fast immer um nicht betrauerte Tote und Trauervermeidung. Wenn nicht getrauert wird, muss die Erinnerung an die geliebte Person gemieden werden, da sonst der massive Schmerz des Verlustes akut würde. Durch den Versuch, die Gefühle zu unterdrücken, werden die Erinnerungen immer befremdlicher und auch bedrohlicher. Wenn es dann auch noch kulturelle Erklärungsmodelle gibt, verdichten sich die Erinnerungen an die Nicht-Betrauerten zu Gespenstern, die große Angst und Verzweiflung verursachen. Durch behutsames Nachfragen lässt sich manchmal erfahren, welche traumatischen Todesfälle es gegeben hat und wie mit der Trauer umgegangen worden ist. Vielleicht ist es auch möglich, zu fragen, was die Geister brauchen, um nicht mehr stören zu müssen. Gelingt Trauer, können die betrauerten Angehörigen zu guten Lebensbegleitern – oder in anderen kulturellen Bezügen zu guten Geistern oder Engeln – werden. Die guten Erinnerungen an die verstorbene Person kann mir niemand mehr wegnehmen, nicht einmal die betrauerte Person selbst. Das heißt, alles was gut und schön an dieser Beziehung war, gehört in der Erinnerung für immer mir. Es kann durchaus sein, dass ich mir in schwierigen Zeiten vorstelle, was die geliebte Person dazu gesagt hätte und dies so einen guten Einfluss im Leben hat.

Trauer braucht Rituale

Jede Kultur kennt klare Abläufe, was nach dem Tod eines Menschen zu geschehen hat. Rituale helfen dem Chaos des Todes eine Struktur entgegenzusetzen. Wenn das Leben durch den Tod eines Familienmitglieds aus den Fugen gerät, stellen die klaren Regeln und Vorgaben der Totenrituale den Rahmen für die nächsten Tage her. Fast immer sind es religiöse Rituale. Religion verweist auf ein Weiterleben über dieses Leben hinaus und gibt so Trost und Halt.

Auch wenn manche Rituale als sehr belastend erlebt werden (z. B. mehrere Nächte Totenwache oder die Bewirtung von hunderten Trauergästen), so ermöglichen sie oft doch, dass sich die Angehörigen als Teil einer größeren Gemeinschaft erleben können. Der Übergang soll so leichter fallen.

Zugleich sind alle Trauergäste auch Zeugen des Todes. Der geliebte Mensch ist wirklich gestorben und wird bestattet. Wenn die Sehnsucht nach dem Verstorbenen später so groß wird, dass die Angehörigen in die Verleugnung flüchten wollen, werden die vielen Zeugen dies nicht gestatten. Die schmerzhafte Realität muss wahrgenommen und betrauert werden. Durch diese Rituale sind die Angehörigen aus dem Alltag herausgenommen und sie nehmen eine andere Rolle – die der Trauernden – ein. Neue soziale Rollen gehen damit einher: Die Ehefrau ist nur Witwe, aus dem Ehemann ist ein Witwer geworden; die Kinder sind nun Waisen. Die Rituale zwingen zu dieser neuen Realität; die ersten Schritte der Trauer werden in dieser Phase gemacht (zum Weiterlesen z. B.: Kast, 1977; Kogan, 2007; Onnasch u. Gast, 2011).

Rituale nachholen

In chaotischen Kriegssituationen und auf der Flucht bleibt
meist keine Zeit für Trauerrituale. Wer vor Bombardierungen
fliehen musste, hat kaum die Möglichkeit, zurückzukehren und
die nötigen Rituale für die Getöteten abzuhalten. Wenn Flüchtlinge im Meer ertrinken, werden meist nicht einmal ihre Leichen geborgen, für Rituale in überfüllten Lagern im Transit gibt
es wenig Raum.

Trotzdem brauchen die Hinterbliebenen Rituale. Wenn
diese nicht zum eigentlichen Zeitpunkt stattfinden konnten,
dann sollten sie nachgeholt werden. Natürlich ist keine Beerdi-
gung mehr möglich, aber jede Religion kennt Totengebete, die
auch später noch gesprochen werden können.

Rituale modifizieren

Manchmal wird es nicht möglich sein, die Rituale in geeigneter
Form nachzuholen – also wird es einer Modifikation bedürfen.

In vielen asiatischen Kulturen werden zum Andenken an
den Verstorbenen zu gewissen Gedenktagen Almosen gegeben.
Eine sehr übliche Form ist, dass besondere Speisen zubereitet
und an die Armen verteilt werden. Flüchtlinge scheitern immer
wieder daran, dass sie nicht genug Geld haben, um sich ein solches Ritual im Andenken an ihre Verstorbenen leisten können.
Aber gerade hier können sicher auch sehr kreative Lösungen
gefunden werden. Es ist gut, wenn solche Möglichkeiten vorbe-
sprochen und gemeinsam mit HelferInnen aus der aufnehmenden Gesellschaft geplant werden können.

Rituale neu erfinden

Wenn alle alten Rituale für die Trauer unpassend sind, dann
braucht es neue Rituale und die dürfen für die neue Situation

auch erfunden und gefunden werden. Wichtig ist, dass sie für die Betroffenen stimmen und ihnen ermöglichen, sich der Trauer zu stellen.

Nach den Anschlägen vom 11. September 2001 in New York wurden innerhalb weniger Stunden die Poster mit den Fotos, Namen und Adressen jener, die im World Trade Center in den oberen Stockwerken gearbeitet hatten, zur gemeinsamen Form der Angehörigen, an die Menschen zu erinnern. In den ersten Tagen versuchte man auf diese Weise noch an Informationen über den Verbleib dieser Menschen zu kommen, doch bald war klar, dass keiner von ihnen überlebt hatte und es auch keine Leichen, die die Angehörigen bestatten hätten können, geben würde. Und so wurden innerhalb weniger Tage die Wände mit diesen Postern zu Gedenkstätten. Die Menschen gingen an ihnen entlang, wie wenn sie durch Friedhöfe gehen würden. Dort, wo die Poster ihrer Angehörigen waren, wurden Blumen niedergelegt, Kerzen hingestellt und geweint. Familien trafen sich vor dem Bild ihres Verstorbenen.

Es können aber auch individuelle Rituale neu gefunden werden, indem z. B. eine besondere Trauerecke eingerichtet wird. Eine Familie in Sri Lanka hat nach dem Tsunami einen Wandkalender mit den Bildern ihrer bei der Naturkatastrophe getöteten Angehörigen drucken lassen und im überfüllten Auffanglager einen besonderen Platz dafür gestaltet. Immer wieder entscheiden sich Angehörige dafür, Bäume im Namen ihrer Verstorbenen zu pflanzen und so eine lebendige Erinnerungsstätte an ihre Verstorbenen zu haben.

Hier gilt es genau hinzuhören und kreativ zu sein bzw. die Ressourcen zur Verwirklichung der Ideen der Angehörigen zur Verfügung zu stellen.

Trauer begleiten

Es gibt viele „Don'ts", Phrasen, die ganz sicher nicht gegenüber trauernden Menschen gesagt werden sollen:

Einige davon: „Reiß dich zusammen", „Alles wird wieder gut", „Ich weiß genau, wie es dir jetzt geht", „Die Zeit heilt alle Wunden", „Es ist besser so für ihn/sie" …

Aber das Schlimmste „Don't" ist wohl, Menschen in ihrer Trauer allein zu lassen, oft aus der Verlegenheit heraus, nicht zu wissen, was man angesichts so großer Not sagen soll.

In der Trauer gibt es ein großes Paradoxon: Einerseits kann nichts auf der Welt wiedergutmachen, was passiert ist, andererseits ist der Wunsch nach Trost und Zuwendung sehr groß. Beides existiert nebeneinander. Daher ist es wichtig, Menschen in ihrer Trauer nicht allein zu lassen. Wenn das Leid so groß ist, dass es sprachlos macht, ist es am besten, einfach nichts zu sagen oder genau das: Ich bin sprachlos, aber ich bin für dich da.

Die schwierige Situation der Angehörigen von „Verschwundenen"

Wenn es Gewissheit über den Tod der geliebten Person(en) gibt, ist einigermaßen klar, welche Form der Begleitung und Unterstützung die Trauernden brauchen. Es gibt Theorien über Trauer und Trauerprozesse und wie diese begleitet werden können. Wenn ein Mensch „verschwunden" ist, wird die Frage viel komplizierter. Wir wissen, dass diese Person nicht mehr da ist, die Beziehung abgebrochen ist. Aber wir wissen genauso wenig, wie der/die Betroffene, ob dies das Ende der Beziehung für immer oder nur eine vorübergehende Zeit der Trennung ist.

Die Ungewissheit über das Schicksal eines oder mehrerer geliebter Menschen erhöht das Leid von Flüchtlingen immens. Trauer darf nicht Platz greifen, da ja die Hoffnung auf ein Wiedersehen bestehen bleibt. Und tatsächlich passiert es ja auch immer wieder, dass nach jahrelanger Ungewissheit Verwandte wieder lebendig „auftauchen". Manchmal erhalten Menschen die traurige Information über den Tod der gesuchten Personen. Aber meist bleibt die geliebte Person für immer „verschwunden".

Angehörige von Verschwundenen sind in einer Situation, auf die es kaum soziale, kulturelle oder rechtliche Antworten gibt. Nur wenige Völker, die am Meer oder in Dschungelregionen leben, haben klare Regeln und Rituale nach dem Verschwinden von Menschen entwickelt. So wurde mir beispielsweise in Mizoram (Nordostindien) berichtet, dass, wenn jemand in den Dschungel geht und nicht zurückkehrt, das gesamte Dorf die Suche aufnimmt. Wird die betreffende Person in einer gewissen Frist nicht gefunden, bereitet man anstelle des Leichnams einen Baumstrunk für die Trauerrituale vor und dieser wird in der Kleidung der verschollenen Person mit allen üblichen Trauerriten beerdigt.

Aber vor allem dort, wo Menschen aufgrund politischer Umstände „verschwinden", fehlen Rituale und Rahmenbedingungen, die den Hinterbliebenen helfen könnten, mit dieser chaotischen und beängstigenden Situation umzugehen. Im Gegenteil: Aus Furcht selbst ins Visier der Täter zu kommen, ziehen sich Freunde und oft sogar Verwandte von den Familien zurück. Zusätzlich zu diesem äußeren Trauerverbot gibt es ein inneres: Da ständig mit dem Wiederkommen der Menschen gerechnet wird, soll ja auch der normale Alltag aufrechterhalten werden.

Bei Flüchtlingen wird die Suche nach den Verwandten durch den Aufenthalt im Ausland zusätzlich erschwert. Trotz allem lässt sich bei vielen Betroffenen ein sehr langsamer und komplizierter Trauerprozess beobachten (Preitler, 2006, 2015).

• Die Phase des Nicht-wahrhaben-Wollens ist dort, wo Angehörige „verschwunden" sind, viel intensiver und länger als in einem normalen Trauerprozess (Bowlby, 1983). Bei vielen Angehörigen wird sie ein Leben lang dauern. Wenn neue Informationen über den möglichen Verbleib des Verschwundenen auftauchen, können Menschen, die bereits den Verlust ein Stück weit akzeptieren und betrauern konnten, wieder in die Hoffnung und Suche zurückfallen. Psychotherapie und gute psychosoziale Begleitung kann diesen Menschen ein „Trotzdem" für den Sinn des Lebens ermöglichen.

- Frau B. klammert sich derzeit an die Hoffnung, dass ihr Sohn noch am Leben ist. Trotzdem hat sie Angst, dass er bereits seit einiger Zeit tot sein könnte. Noch ist dies nicht ansprechbar. Ich kann sie nur begleiten, die Hoffnung mit ihr teilen und sie dort, wo die Angst sie überwältigt, versuchen zu stabilisieren, ihr Möglichkeiten anzubieten, den Alltag zu bewältigen. Zugleich reden wir auch über ihre Beziehung zu ihren anderen Kindern, die mit ihr in Österreich leben. Aus Sorge um das „verschwundene" Kind gelingt es ihr oft nicht, auf die Bedürfnisse ihrer anderen Kinder zu reagieren. Individuelle Begleitung für jedes einzelne Familienmitglied erscheint sinnvoll.
- Die Phase der Erstarrung in der Trauer ist für die meisten Angehörigen von „Verschwundenen" die markanteste. Im Zuge meiner Arbeit war ich auch auf der Suche nach einer archetypischen Figur für dieses Phänomen. Penelope, die Ehefrau des Odysseus, wusste laut griechischer Mythologie zehn Jahre lang nichts über das Schicksal ihres Ehemannes. Diese Zeit der Ungewissheit wird durch zwei Faktoren bestimmt: Zum einen webt Penelope tagsüber am Leichentuch für ihren Schwiegervater (den Wurzeln und der Lebensgeschichte ihres „verschwundenen" Ehemanns) und in der Nacht trennt sie ihr Tagwerk wieder auf. Sie investiert doppelt so viel Zeit, um den Stillstand zu ermöglichen, Weiterentwicklung zu verhindern. Dies ist verbunden mit dem zweiten Punkt: Sie hat den Freiern gesagt, dass sie eine Entscheidung über einen neuen Ehemann treffen wird, wenn das Tuch fertig ist. Sie ist weder Ehefrau noch Witwe und so kann sie die Freier nicht als verheiratete Frau zurückweisen, sie kann sich aber auch nicht einfach wiederverheiraten, wie sie es als Witwe könnte. Viele Menschen versuchen – wie Penelope – den Platz für die „verschwundene" Person bereit zu halten, um sie jederzeit wieder ins alltägliche Leben integrieren zu können.
- Frau A. hat wieder einmal diese alte Telefonnummer gewählt, obwohl sie schon lange keine Antwort mehr bekommen hat. Auch wenn es ihr langsam gelingt, in Europa ein neues Leben aufzubauen, will sie sich die Option der Rückkehr zu ihren

Angehörigen offenhalten. Sie braucht einen Ort, wo sie diese verschiedenen Entwürfe für ihre Zukunft besprechen, abwägen und verändern kann. Zugleich ist auch Platz für die Phasen der Trauer, wie gerade rund um den letzten Festtag, den sie wieder ohne ihre „verschwundenen" Angehörigen verbringen musste.

- Die Verleugnung der „verschwundenen" Person findet sich vor allem im Zusammenhang mit politischen „Verschwinden-Lassen": Da weder normale Trauerrituale möglich sind, noch soziale Unterstützung zu erwarten ist, wird die Existenz der Person geleugnet und damit gibt es natürlich auch ein „Trauerverbot". Für die Betroffenen ist die Konfrontation mit dem traumatischen Verlust so intensiv, dass versucht wird, alles, was an ihn oder sie erinnert, zu vermeiden. Schwere depressive und dissoziative Symptome können an die Stelle der notwendigen Trauer treten.
- Und trotzdem findet bei vielen Angehörigen ein versteckter Trauerprozess statt. Dieser dauert in der Regel viel länger als dort, wo die Evidenz des Todes klar ist und Trauerrituale stattfinden konnten. Aber oft nimmt nach den Phasen des Suchens, des Nicht-wahrhaben-Wollens, der Erstarrung, des Verleugnens doch die Ahnung von der Endgültigkeit des Verlustes mehr und mehr Platz. Dies ist oft mit Schuldgefühlen verbunden; es wird so erlebt, als würde man selbst die geliebte Person ein Stück weit aus dem Leben drängen. Gerade hier können Rituale helfen: Formen der guten und würdevollen Erinnerung ermöglichen, dass die „verschwundene" Person einen guten Platz in der persönlichen, aber auch familiären oder gesellschaftlichen Erinnerung erhält (Preitler, 2006; 2015).

Wichtig ist es, Trauernde zu begleiten, an ihrer Seite zu bleiben. Trauer braucht Zeit und dort, wo sie durch so viele Faktoren kompliziert wird, wie dies bei Flüchtlingen der Fall ist, dauert sie noch viel länger. Es braucht also einen langen Atem: Immer wieder da zu sein, zuzuhören und beizustehen.

2.10 Regression – Begleitung zurück zu altersadäquaten Bewältigungsformen

Auf Stresssituationen versuchen wir unserem Alter und unseren Fähigkeiten entsprechend reif zu reagieren. Als Erwachsene werden wir versuchen zu analysieren, zu argumentieren, unsere Autorität ins Spiel bringen etc. Als Jugendliche/r werden wir eher aggressiv und vehement antworten oder versuchen unseren Charme zum Einsatz zu bringen. Kinder reagieren je nach Altersstufe und bisheriger Lernerfahrung mit Trotz, Betteln, Forderungen, Verhandlungsstrategien …

Regression als Antwort auf Gewalt und Flucht

In Situationen, die massiv als gefährlich erlebt werden, regredieren wir mit unseren Versuchen, die Situation unter Kontrolle zu bringen. Funktionieren unsere dem Alter entsprechenden Strategien nicht, gehen wir in unserer Entwicklung zurück. Wenn jemand von einem Angreifer geschlagen wird, wird er/sie zuerst versuchen, zu argumentieren, warum das nicht geht, dann vielleicht mit der Polizei drohen, versuchen zurückzuschlagen, betteln, weinen, und wenn all das nicht geholfen hat, am Ende „waffenlos der Angst ausgeliefert" sein. Die absolute Gewalt, die in Folter- und Kriegsgräuel von den TäterInnen ausgeübt wird, macht die Opfer absolut hilflos und zwingt sie damit auf ein frühkindliches Niveau. Aber statt wie kleine Kinder Pflege und Versorgung zu bekommen, gibt es hier nur Destruktion.

Auf der Flucht wird diese Struktur, nicht autonom als erwachsener Mensch behandelt zu werden, weiter aufrechterhalten und sogar verstärkt. Die Schlepper haben das Sagen, die Geschleppten zu gehorchen. Da die Fluchtwege die Menschen durch bisher unbekannte Regionen und andere Sprachräume bringen und die Flüchtlinge illegal unterwegs sind, haben sie keine Möglichkeit, sich andere Informationen zu organisieren als jene, die sie von den Schleppern bekommen haben, und autonome Entscheidungen zu treffen. Es wird über ihre Köpfe hinweg über sie bestimmt, als ob sie sehr kleine Kinder wären. Am besten verhalten sich Flüchtlinge still und unauffällig und machen weder den Schleppern noch den Behörden in den Ländern, durch die sie reisen, Probleme.

Als vor mehr als 20 Jahren die Flüchtlinge der Balkankriege in Österreich waren, begannen Projekte der psychologischen/psychotherapeutischen Unterstützung für diese Menschen. Die KollegInnen gingen damals in die großen Flüchtlingsquartiere und hielten auch dort ihre Sitzungen ab. Es gab von den Lagerleitungen nicht nur positive Rückmeldungen. Durch die psychologischen/therapeutischen Interventionen kam Unruhe auf: Die Leute begannen, sich selbst besser zu spüren, ihre Rechte zu erkennen, gegen ihre passive Rolle aufzubegehren – ein wenig aus dieser tiefen Regression und passiven Haltung auszubrechen und wieder altersadäquate Behandlung einzufordern. Für die Betroffenen selbst war dies ein guter und heilsamer Prozess – für die Organisation von Großquartieren ein logistisches Problem. Auf individuelle Bedürfnisse war man zu wenig eingestellt, sie verursachten Mehrarbeit.

In einem neuen, unbekannten Land anzukommen ist immer mit Regression verbunden: Ich habe keine Sprache, in der ich mich verständigen kann; ich kenne mich mit den Umgangsformen nicht aus; ich bin orientierungslos und auf Hilfe angewiesen. Lange Asylverfahren halten die Menschen in diesem Status gefangen und wenn es zu lange dauert, kann die Rückgewinnung eines Lebens als autonom agierender erwachsener Mensch nur mehr schwer gelingen.

Ein erwachsener Mensch wird in allen Gesellschaften als eine Person definiert, die genug Lebenserfahrung gesammelt hat, um autonom für sich selbst zu sorgen und auch in der Lage ist, ihr anvertraute schwächere Personen wie Kinder und alte Familienmitglieder zu versorgen.

Genau diese Autonomie wird aber Flüchtlingen und AsylwerberInnen genommen, wenn sie ohne Arbeitserlaubnis oft jahrelang auf ihren Asylbescheid warten müssen.

Abholen auf Augenhöhe

Die Kunst in psychosozialen wie auch therapeutischen Angeboten ist es, den Menschen auf Augenhöhe abzuholen. Ich respektiere das tatsächliche Alter, in dem der Mensch ist, muss aber auch das verstörte Kind, zu dem ihn die Umstände haben regredieren lassen, beantworten.

Bei Jugendlichen, und da gerade bei unbegleiteten Minderjährigen, wird es noch komplizierter: Der/die Jugendliche ist zu respektieren, aber auch das verletzte Kind in ihm/ihr und zugleich die reife Person, die bereits schwerere Dinge durchleben musste als manch 60-Jährige/r.

Das Konzept der Regression gibt aber auch viel Hoffnung: Wenn bereits vorhandene Entwicklung zurückgedrängt worden ist, kann diese auch wiederbelebt und zurückgewonnen werden!

Rückgewinnung eines altersentsprechenden Lebens

Ich erlebe es in meiner Arbeit immer wieder als befreiend, Symptome als Regression zu verstehen. Wohin in der psychischen Entwicklung ist der/die KlientIn abgerutscht? Es gilt dies anzuerkennen und dann gute Strategien zu entwickeln, wie wieder die bereits durchlebte reife Entwicklung zurückgewonnen werden kann.

Einen Ort haben dürfen, an dem man nicht stark sein muss

Traumatisierte Eltern brauchen oft Unterstützung, um für ihre Kinder „gut genug" (good enough mother/father) sein zu können. Winnicott (1965) meint damit, dass Eltern nicht perfekt sein müssen und auch Fehler in der Erziehung machen dürfen. Aber sie müssen grundsätzlich in der Lage sein, die Bedürfnisse ihrer Kinder zu erkennen und richtig zu beantworten. „Good enough mothers/fathers" verstehen, wann das Kind Nahrung,

Kleidung, Ruhe etc. braucht und beantworten diese Bedürfnisse auch dementsprechend. Dies gilt auch für psychische Bedürfnisse. Sie setzen Grenzen, wenn diese notwendig sind, sie trösten, wenn das Kind traurig ist etc.

Traumatisierte Eltern sind aber durch ihre eigenen Verwundungen besonders gefordert. Wenn sie auch noch als Flüchtlinge in einem neuen Sprach- und Sozialraum leben, wird es noch schwieriger. Erfahrungsgemäß sind traumatisierte Eltern oft sehr fürsorgliche Eltern. Das Hauptmotiv der Flucht ist für fast alle die Sicherheit und die Zukunft ihrer Kinder. Aber es kann immer wieder zu traumatischen Überflutungen kommen und damit zu Situationen, in denen sie nicht „gut genug" für ihre Kinder sein können.

Daher tut es gut, wenn so eine Mutter oder so ein Vater einen Platz hat, wo sie/er nicht stark sein muss. Wir erleben in der Therapie immer wieder, dass Väter oder Mütter bei uns sehr kindlich sind. Sie weinen, sie jammern, sie tun sich selbst leid und sind ungerecht in ihren Bewertungen. Sie fordern von uns väterliche bzw. mütterliche Fürsorge ein. Diese zumindest für eine kurze Zeit für sich selbst in Anspruch nehmen zu dürfen, kann enorm stärken und danach fällt es wieder leichter, für die Kinder stark, reif und erwachsen – eben „gut genug als Mutter oder Vater" zu sein. Dieser Raum, in dem man schwach sein darf, kann natürlich auch in anderen Beziehungen als in der Therapie angeboten werden.

Subsidiaritätsprinzip

Hinter diesem sperrigen Wort verbirgt sich ein sehr brauchbares und logisches Konzept. Alles, was die Menschen für sich selbst tun können, sollen sie auch tun. Wenn sie wirklich Hilfe brauchen, sollen sie sie auch bekommen.

Es ist manchmal viel einfacher für HelferInnen einen Anruf gleich selbst zu machen als umständlich zu erklären, wer wann und wo angerufen werden soll und was der Inhalt des Telefonats zu sein hat, als dies mit der betroffenen Person zu besprechen und sie beim Anruf zu unterstützen. Aber gelingt so eine Intervention, ist weit mehr als der erforderliche Anruf geglückt: Autonomie konnte zurückgewonnen werden.

Gerade in der Versorgung von größeren Flüchtlingsgruppen fehlt die Zeit, den Menschen die notwendigen Fertigkeiten beizubringen. Damit bleiben die Flüchtlinge aber hilflos und müssen sich wie kleine Kinder versorgen lassen. Das verletzt natürlich immer wieder das Selbstwertgefühl. Wird hingegen selbstständig eine Herausforderung bewältigt, gibt es ein Erfolgserlebnis.

Es braucht aber auch Ausgleich zwischen dem, was man annimmt, und dem, was dafür zurückgegeben wird.

Einer meiner Klienten sagt am Ende einer Stunde: Danke, danke, danke. Der Tonfall macht mich stutzig, es klingt so resigniert und auch wütend. In der Analyse seiner Situation wird auch klar, warum: Der junge Mann mit abgeschlossener Hochschulausbildung wartet seit über einem Jahr auf seinen Asylbescheid. Er hat für einige Zeit die Grundversorgung verloren und war so gänzlich auf die Hilfsbereitschaft seines Quartiergebers und seiner FreundInnen angewiesen gewesen. Selbst in der Therapie ist es nicht anders: Er bekommt diese, ohne selbst eine Gegenleistung dafür zu erbringen. Gemeinsam mit dem Dolmetscher entscheiden wir uns für eine ungewöhnliche therapeutische Intervention. Wir nehmen die immer wieder ausgesprochene Einladung zum Essen bei diesem Klienten an. Er kocht für uns und wir sind jetzt einmal in der Situation uns bei ihm zu bedanken.

Im psychosozialen Kontext geht dies natürlich viel leichter: Hilfsangebote, die die Flüchtlinge machen, dürfen angenommen werden. Normale menschliche Beziehungen, die von Geben und Nehmen geprägt sind, entstehen.

Übergangsobjekte

Übergangsobjekte, wie sie Winnicott (1956) beschreibt, werden von kleinen Kindern selbst ausgesucht. Sie helfen dem Kleinkind, sich in einer Welt, in der es sich noch nicht gut auskennt, zu orientieren. Meist handelt es sich um Plüschtiere oder Puppen, die als Übergangsobjekte der Kinder dienen. Sie ertragen alle Gefühle des Kindes und sind immer da und sind so sicher und stabil. Diese Idee lässt sich auch auf spätere Situationen übertragen. Gerade dann, wenn die Welt wieder als instabil und unsicher erlebt wird, ist es gut, ein sicheres Objekt zu haben. Ein solches Übergangsobjekt kann durchaus auch helfen, wieder die altersentsprechenden Fähigkeiten zurückzugewinnen.

Ein siebenjähriger Bub musste miterleben, dass die Wohnung mitten in der Nacht gewaltsam aufgebrochen wurde und der Vater von maskierten Bewaffneten aus der Wohnung weggebracht worden ist. Seither hat er massive Angst, klammert sich an die Mutter und hat wieder begonnen, in der Nacht einzunässen. Nach unserer ersten Sitzung darf er sich – wie jedes Kind – aus einer Kiste mit Stofftieren und Puppen in unserem Vorzimmer eines der Spielzeuge aussuchen und mitnehmen. Der Junge hat sofort nach einem kleinen freundlichen Plüschteufel gegriffen. Langsam gelingt es, dass er wieder mehr und mehr Sicherheit und Vertrauen gewinnt. Sehr schnell hat aber das Bettnässen geendet. Zuvor hatte er nachts viel zu große Angst aufzustehen und zur Toilette zu gehen, da er noch immer befürchtete, dass bewaffnete und maskierte Männer in der dunklen Wohnung sein könnten. Jetzt aber nimmt er seinen kleinen Plüschteufel mit, damit er ihn vor einem solchen Übergriff schützt. So kann er, wie schon zuvor erlernt, auch in der Nacht allein (nur in Begleitung seines kleinen Plüschfreundes) aufs WC gehen. Seine Würde als großer Junge ist wiederhergestellt.

In den Monaten nach dem Tsunami in Sri Lanka haben wir kleine Stoffpuppen und -tiere in den Flüchtlingsunterkünften verteilt. Die Kinder dort hatten alles verloren. So gehörte zumindest ein Ding, das nicht praktisch war, wieder ihnen.

Manchmal ist es nur ein Spielzeug geblieben; für einige Kinder wurde es aber zu einem Übergangsobjekt, das ihnen geholfen hat, wieder Sicherheit und Vertrauen zu gewinnen.

Integration in einen neuen Sprach- und Kulturraum

In einem neuen Sprach- und Kulturraum zu leben, zwingt Hilfe in Anspruch zu nehmen, wie man sie zuletzt als Kind gebraucht hat. Andere müssen unterstützen, damit Verständigung überhaupt möglich ist, viele Grundregeln gilt es (neu) zu lernen. Je schneller Angebote für den Spracherwerb und für soziales Lernen zur Verfügung stehen, umso schneller kann auch altersadäquat auf Situationen reagiert werden.

Hier wird es Schulkindern am leichtesten gemacht: Wer in Österreich die „weiße Karte" (Zulassung zum Asylverfahren) bekommt und schulpflichtig ist, kann schnell das machen, was Kinder im Schulalter tun sollen, nämlich zur Schule gehen. So lernen sie relativ rasch die Sprache und haben Kontakt zu österreichischen SchulkollegInnen und Erwachsenen. Sie erfahren auch, welche Regeln, sozialen Gepflogenheiten etc. es in Österreich gibt.

Frauen dürfen zwar nicht erwerbstätig werden, aber sie können zumindest den Teil der Haushaltsführung und Obsorge der Kinder aufrechterhalten. So klein die Flüchtlingsunterkunft auch sein mag, sie muss in Ordnung gehalten werden, die Kleider müssen gewaschen und gebügelt, auf die Ernährung und Gesundheit der Familie muss geachtet werden etc. Traditionell ist dies die Aufgabe der Frauen, die auch weiter bestehen bleibt.

Und die Männer? Sie werden meist ganz aus ihren Lebensbezügen herausgerissen und ihre Identität als Familienerhalter und -oberhaupt in Frage gestellt. Da sie nicht arbeiten dürfen und oft auch keine Kurse besuchen können, bleibt nichts, was sie für die Familie in traditioneller Form leisten könnten.

Es kommt zur Umkehr der Familienhierarchie: Die Schulkinder werden diejenigen, die die Sprache kennen, die mit der

Außenwelt kommunizieren, die organisieren und erklären. Die Kinder sind mit dieser Rolle überfordert, die Eltern werden entmachtet.

Daher ist es wichtig, dem entgegenzuwirken.

Kinder sollen nicht als DolmetscherInnen für Gespräche unter Erwachsenen missbraucht werden! Wo immer es möglich ist, sollen andere ÜbersetzerInnen herangezogen werden. Gespräche, die die rechtlichen, sozialen, gesundheitlichen Aspekte betreffen, sind mit den Eltern und nicht mit den Kindern zu führen!

Erwachsene brauchen Chancen, um ihre Identität als erwachsene Person aufrechterhalten zu können. Das heißt, die Person ist in der Lage sich selbst zu erhalten und autonome Entscheidungen zu treffen. Es braucht also Sprachkurse und Integrationsmaßnahmen, damit das gelingen kann.

2.11 Zusammenfassung: Hilflosigkeit – Empowerment

Die erlebte Hilflosigkeit ist das Zentrum aller schweren Traumatisierungen. Die in diesem Buch beschriebenen Auswirkungen kreisen um die Wunden, die durch die Hilflosigkeit entstanden sind.

In der psychosozialen Arbeit mit schwer traumatisierten Menschen geht es daher immer wieder darum, einfach da zu sein, zuzuhören – auch wenn sich das für die HelferInnen selbst sehr hilflos anfühlt. Es ist nicht angenehm, helfen zu wollen und dann das Gefühl zu haben, dass man nicht genug tun kann, der Macht des Geschehenen einfach nur hilflos gegenübersteht. Vielfach taucht die Frage auf, ob man nicht doch unzulänglich für diese Begegnung ist.

Und dabei ist genau dieses Dasein, Zuhören und Mitaushalten-Können das zentrale Element einer guten und sicheren Begegnung! Und gerade solche Begegnungen werden oft auch zum Wendepunkt: Wenn erfahren wird, dass ein anderer Mensch zuhört und das Erlittene anerkannt wird, gelingt oft auch der erste Schritt, diese Erfahrung ein wenig heilen zu lassen.

Posttraumatische Erfahrungen werden zwar immer Teil der Lebensbiografie sein, aber sie dürfen als vergangen („post") erlebt werden und sie müssen nicht mehr ständig die Gegenwart verdunkeln und vergiften. Aus der Lebensgeschichte lassen sich die schrecklichen Erlebnisse und Erfahrungen nicht mehr wegnehmen. Was passiert ist, wird für immer Teil der betroffenen Person sein. Aber es darf Vergangenheit werden, die weiter und weiter zurückliegen wird. Die Gegenwart kann weitgehend frei von dieser Last werden. Neue Erlebnisse überlagern und bestimmen das Leben jetzt.

Gut ist, wenn Flüchtlinge sich nicht mehr hilflos erleben müssen, sondern mehr und mehr ihre Fähigkeiten und Talente einbringen können. Es sind in ganz Österreich kreative und spannende Projekte entstanden, die diese Ermächtigung ermöglichen.

Zum Beispiel erzählt eine Helferin, dass in einer burgenländischen Gemeinde den Flüchtlingen für die Dorfgemeinschaft wichtige Aufgaben überantwortet worden sind: Eine Familie ist verantwortlich, dass die Kirche in der Früh auf- und am Abend zugesperrt wird. Eine andere Gruppe hat die Pflege und Bewässerung der Rabatten an den Straßen übernommen usw. In einer oberösterreichischen Gemeinde sind alle im Flüchtlingsheim damit beschäftigt, für das kommende Pfarrfest Köstlichkeiten vorzubereiten. Keine/r der Flüchtlinge ist katholisch, aber es wird ein Beitrag zum gemeinsamen Fest geleistet. Beim Weihnachtsmarkt werden coole neue T-Shirts gestaltet, während die Frauen mit viel Geduld Patchwork-Decken genäht haben. Viele Sportvereine haben ihre Angebote für Flüchtlinge geöffnet. StudentInnen an allen großen Universitätsstandorten entwickeln gemeinsam mit Flüchtlingen neue Programme. In zahlreichen Patenschaften treffen junge Flüchtlinge österreichische Familien. Das voneinander Lernen geht in beide Richtungen.

Natürlich brauchen die erst vor kurzem Angekommenen viel Hilfe, um sich in der neuen Umgebung zurechtfinden zu können. Aber sie bringen ihren österreichischen FreundInnen auch bei, arabische Gerichte zu kochen, afghanische Tänze zu tanzen, Lieder auf Tschetschenisch zu singen … Sprachen werden gegenseitig beigebracht.

Es soll gelingen, dass der Alltag im Vertrauen auf die eigenen Fähigkeiten und auf eine wohlmeinende Umwelt aktiv gestaltet werden kann. Das Leben im europäischen Asylland darf herausfordernd sein – solange es verständliche und bewältigbare Herausforderungen sind!

Erweiterte Kapitel

Die drei folgenden Artikel sind im Laufe der letzten Jahre entstanden. Sie wurden als Ergänzung zum bisher Beschriebenen ausgewählt, da sie weitere Sichtweisen und Handlungsmöglichkeiten in der Arbeit mit Flüchtlingen erörtern.

Im ersten Artikel geht es um die Besonderheit in Gesprächen, die mittels DolmetscherIn geführt werden. Der nächste Artikel entstand in Zusammenarbeit mit den österreichischen Naturfreunden. Er soll möglichst kompakt auf Möglichkeiten und Gefahren bei Outdoor-Aktivitäten mit Flüchtlingen hinweisen. Und schließlich bezieht sich der letzte Artikel auf die besondere Situation von Flüchtlingskindern.

3. Der/die Dritte im Bunde – Die Kommunikation mit DolmetscherInnen

(Dieser Artikel wurde erstmals im Jahresbericht von Hemayat 1999 publiziert und seither mehrfach überarbeitet als Arbeitsgrundlage verwendet.)

Wenn Menschen zu uns kommen, müssen wir Wege finden, um miteinander reden zu können. Manchmal geht das über eine gemeinsame Zweitsprache wie Englisch, aber oft sind wir auch auf die Hilfe von DolmetscherInnen angewiesen.

Das verändert die Beziehung(en) natürlich wesentlich. Statt einer Kommunikationsebene zwischen zwei Menschen gibt es gleich vier Beziehungsebenen zu beachten.

Interaktion zwischen KlientIn und HelferIn

Die Hauptbeziehungsebene bleibt natürlich auch hier die zwischen der/dem BeraterIn und der/dem Klienten/in. In Situationen, in denen niemand da ist, um sprachliche Kommunikation zu ermöglichen, braucht es nonverbale Formen der Kommunikation.

Die Kontaktaufnahme zwischen KlientIn und BeraterIn erfolgt verstärkt über Blickkontakt und damit auch über Körpersprache. Diese Form des Settings – Blickkontakt wird zwischen BetreuerIn und KlientIn hergestellt, der/die DolmetscherIn sitzt ein Stück außerhalb des Blickfelds – ist oft für alle drei beteiligten Personen am Anfang schwer einzuüben. Mit dieser etwas rigide anmutenden Technik gelingt es aber wesentlich besser, die Gefühle und Stimmungen des Gesprochenen (wenn es auch in einer völlig fremden Sprache gesagt wird) zu erfassen.

Die Konzentration auf die nonverbale Ebene bietet sogar eine zusätzliche Chance: Körpersprachlicher Ausdruck kann besser wahrgenommen werden, da das Sprachverständnis während der Zeit, in der der/die KlientIn spricht, nicht gegeben ist.

Für den/die DolmetscherIn bedeutet dieses Setting eine Entlastung. Er/sie bleibt mit dem „Aus-dem-Blickfeld-Sein" auf Distanz zur Gefühlsebene, die bei Flüchtlingen durchaus immer wieder überwältigend sein kann.

Interaktion zwischen DolmetscherIn und HelferIn

Hier besteht ein Arbeitsteam mit klar definierten Rollen:

Die Aufgabe des/der BetreuerIn erweitert sich neben der Sorge um den/die Klienten/in um die Sorge um das Wohlergehen des/der Dolmetschers/in. Als sehr simple aber wichtige Faustregel dafür kann gelten: Dem/der PatientIn soll es nach der therapeutischen Intervention besser gehen; dem/der DolmetscherIn nicht schlechter als zuvor.

Der/dem DolmetscherIn kommt eine klar umrissene Aufgabe zu: Er/sie ist die Person, die hier Sprache vermittelt. Diese Aufgabe ist sehr komplex, da ständige Aufmerksamkeit und Übersetzung in beiden Richtungen gefordert wird. Die Grenzen sind klar: Interpretation, Hinterfragung und Beantwortung des Gesagten gehören ins Aufgabengebiet des/der BeraterIn bzw. TherapeutIn. Der/die DolmetscherIn hat möglichst genau zu übersetzen, was gesagt wird. Die Logik des Gesagten zu verstehen, gehört zur Aufgabe der gesprächsführenden Person.

In unserer Praxis hat es sich immer wieder als günstig erwiesen, wenn wir relativ fixe Teams aus TherapeutIn und DolmetscherIn gebildet haben, da sich die Zusammenarbeit durch gemeinsame Erfahrungen immer besser aufeinander abstimmen lässt.

Ein wichtiges Element sind kurze Nachbesprechungen von dolmetschgestützten Interventionen. Die ÜbersetzerInnen haben die Möglichkeit, über ihre Beobachtungen während der

Sitzung zu berichten und vor allem sich auszusprechen, wenn es für sie zu beunruhigenden Situationen gekommen ist. Als Prämisse gilt, dass DolmetscherInnen unbeschwert von den Gesprächsinhalten unsere Räume verlassen sollen. Wenn es für sie schwer zu ertragen war, was sie hören und erleben mussten, sollen sie auf jeden Fall sofort darüber sprechen können und diese Belastung damit „da lassen" und nicht damit nach Hause gehen.

Die Sorge um die übersetzende Person möchte ich mit folgendem Beispiel illustrieren:

Der Klient hat die ersten Stunden vor allem über seine Dankbarkeit, jetzt in Österreich sein zu dürfen, gesprochen. Was seine Probleme sind, war bisher eher nur zu erahnen und wurde von ihm nur in knappen Andeutungen erwähnt. Da bereits vor Beginn der Psychotherapie ein medizinisches Gutachten für diesen Patienten erstellt worden ist, waren mir einige Eckdaten bekannt. Ich wusste, dass eine furchtbare Leidensgeschichte von mehrjähriger Haft mit ständigen Folterungen die Hauptprobleme sind.

In der sechsten Therapiestunde ermutige ich den Klienten mehr über sich zu erzählen. Nach erneuten anfänglichen Dankbarkeitsbezeugungen beginnt er zu reden. Da der Anfang gemacht ist, hat er viel zu sagen und zu beklagen. Er erzählt und erzählt. Ein Horrorbild um das andere füllt unseren Therapieraum.

Ich nehme eine etwas gehetzte Sprache war und die stockenden Übersetzungen des Dolmetschers. Während sich die Körperhaltung des Klienten ändert, indem er nicht mehr so gebeugt sitzen muss und auch die Schultern etwas heben kann, beginnt der Dolmetscher immer mehr zusammenzusacken. Auch die Sitzordnung verrutscht. Saßen wir am Beginn in einem etwa gleichschenkeligen Dreieck, bemerke ich, dass der Dolmetscher immer näher zu mir rückt. Ich überprüfe meine Belastbarkeit: Ich merke, ich ertrage das Zuhören gut – aber ist es vielleicht deshalb, weil der Dolmetscher für mich etwas übernimmt?

Die Situation wird konflikthaft in meiner Aufgabe als diejenige, die für das emotionale Wohl Sorge zu tragen hat: Dem Klienten tut es im wahrsten Sinne des Wortes „sichtlich" gut zu reden, aber der Dolmetscher fühlt sich ebenfalls „sichtlich" zunehmend belastet.

Langsam beginne ich den Redefluss des Patienten zu unterbrechen, versuche ihn in den Raum hier und jetzt zurückzuholen. Ich bedanke mich für sein Vertrauen zu erzählen und diese schrecklichen Erlebnisse mit mir bzw. mit uns zu teilen. Ich frage ihn, wie er sich jetzt fühlt. Er ist müde, aber etwas erleichtert. Er hat noch nicht alles gesagt, es gibt noch viel mehr zu erzählen. Ich weise ihn auf unsere nächsten Sitzungen hin.

In der Nachbesprechung mit dem Dolmetscher wird sein Schock sichtbar. Der Klient stammt aus dem gleichen Land, aus dem auch der Übersetzer kommt. Das Bild seiner fernen idealisierten Heimat wurde zutiefst erschüttert. Bisher musste er nicht wahrnehmen, dass in seinem Land solche Grausamkeiten passieren. Er möchte sich überlegen, ob er weiter als Dolmetscher in dieser Therapie arbeiten will, was ihm natürlich zugestanden wird.

Interaktion zwischen DolmetscherIn und KlientIn

Der/die DolmetscherIn ist in Settings, in denen es um Aufbau einer Beziehung geht, integriert und damit gelten die gleichen Regeln wie für den/die TherapeutIn oder BeraterIn. In der Psychotherapie wird immer von der gleichen Person übersetzt. Zu Beginn ist es notwendig, dass wie zum/r TherapeutIn auch zur/m DolmetscherIn Vertrauen aufgebaut werden muss. Diese Vertrauensbasis kann während des ganzen Therapieverlaufs immer wieder in Frage gestellt und neu überprüft werden. Übertragungen auf den/die DolmetscherIn zu deuten und zu bearbeiten, gehört aber ganz klar ins Aufgabengebiet der/des Therapeutin.

Wenn ein/e DolmetscherIn die Tätigkeit beendet oder länger auf Urlaub geht, muss dies in den Therapien, in denen diese Person integriert war, besprochen werden. Ist ein/e neue/r DolmetscherIn notwendig oder wurde inzwischen genügend Deutsch gelernt, um gut weiterarbeiten zu können? Was bedeutet der Abschied von der Person, zu der so viel Vertrauen gefasst worden ist, dass durch ihre Sprachvermittlung so viel gesagt werden konnte und welche Erwartungen gibt es für eine/n neue/n ÜbersetzerIn?

Außerhalb der Therapie soll es keinen Kontakt zwischen KlientIn und DolmetscherIn geben. Die Interaktion und Übertragung gehören in die Therapie und der/die BehandlerIn ist die Person, die die Verantwortung für den Aufbau und die Bearbeitung von Beziehung und Übertragung übernimmt. Dies kann allerdings nur dort geschehen, wo der/die TherapeutIn über die Interaktion Bescheid weiß.

Daran knüpft sich die nächste Regel: Die übersetzende Person in der Therapie darf weder verwandt noch bekannt mit der/dem Patienten/in sein, da ansonsten ein schwer zu durchschauendes Beziehungs- und Rollengeflecht entsteht, das viele Themen der Therapie von vornherein verhindern würde.

In der Therapiesitzung muss alles übersetzt werden. Es gibt keine Geheimnisse zwischen KlientInnen und DolmetscherInnen, aber auch keine undurchschaubaren, weil unverständlichen Besprechungen zwischen DolmetscherIn und BehandlerIn in Anwesenheit des/r Klienten/in.

Herr S. versucht mir die komplizierten Verhältnisse im Bürgerkrieg seines Heimatlands zu erklären und dass es viel mehr als zwei Kriegsparteien gibt. Auf einmal wendet er sich direkt an den Dolmetscher mit einer Frage. Dieser antwortet ihm direkt und so schnell, dass ich ihn nicht mehr vor der Antwort bewahren kann. Ich unterbreche und frage, was gerade geschehen ist. Der Dolmetscher sagt mir, dass Herr S. wissen wollte, aus welcher Region genau der Dolmetscher stammt und dass er ihm dies gesagt habe und er jetzt beunruhigt sei. Ich sage ihm, dass er solche Fragen nicht zu beantworten braucht und wende mich wieder an Herrn S. und frage ihn, warum diese Information jetzt für ihn so wichtig war. Er erklärt mir, dass er wissen wollte, ob der Dolmetscher und seine Angehörigen auf der richtigen Seite in diesem Krieg gewesen sind und dass er mit der Auskunft zufrieden ist.

Nach dieser Therapiesitzung haben wir eine sehr lange Nachbesprechung, in der mir der Dolmetscher sehr viel über sein Heimatland und seine Sicht des Bürgerkriegs erzählt. Über die Frage, ob er jetzt noch sicher genug für die Arbeit mit diesen Klienten ist, muss nachgedacht werden.

Im Beratungssetting gelten natürlich nicht so strenge Abstinenzregeln wie in der Psychotherapie. Trotzdem kann aus diesen Vorgaben etwas übernommen werden: Die Rollen sollten klar definiert sein, da sonst Verantwortlichkeit und Belastung sehr konfus werden können.

Dolmetscher sind den Sprachgebieten, aus denen die KlientInnen kommen, immer viel vertrauter. Vielfach sind sie in diesen Ländern geboren und aufgewachsen und manchmal haben sie Verwandte und Freunde in dem Land oder der Region, aus der die Person, für die sie nun übersetzen, leben.

Damit besteht eine wesentlich größere Nähe auch zu den traumatischen Ereignissen, die dort passieren.

Es kommt immer wieder auch vor, dass KlientInnen DolmetscherInnen ablehnen, da sie ein derart großes Misstrauen gegen alle Angehörigen ihrer eigenen Volksgruppe oder ihres Landes haben.

Auf der anderen Seite versuchen KlientInnen auch immer wieder einen einfacheren Weg der Kommunikation zu gehen und gleich direkt mit dem/der DolmetscherIn zu reden. Besonders in Phasen der negativen Übertragung wird immer wieder versucht, mit der übersetzenden Person, die „mich ja ganz offensichtlich viel besser versteht", eine Allianz gegen den/die TherapeutIn/BeraterIn einzugehen. Die Verlockung darauf einzusteigen, kann – gerade für DolmetscherInnen, die neu in dieser Arbeit sind – groß sein. Viele Angebote der HelferInnen und noch mehr die erwarteten und nichterfolgten Interventionen (bestimmte Fragen; schweigen; weinen lassen etc.) können die Versuchung für den/die ÜbersetzerIn, von sich aus eine Aktion zu setzen, groß werden lassen.

Umso wichtiger ist es, dass die Arbeitsbeziehung im Team gut ist und es auch genügend Zeit für Fragen und Anmerkungen gibt.

Interaktion zwischen KlientIn, DolmetscherIn und HelferIn

Die Tatsache, dass der/die KlientIn sich zwei Personen gegenübersieht, kann sowohl eine Chance wie auch ein Hindernis sein. Während die Kommunikation um vieles komplizierter wird, stellt sie auch eine große Bereicherung dar. Zwei Menschen können einfach viel mehr wahrnehmen als eine Person. Mit dem/der DolmetscherIn steht immer auch ein/e Experte/in der jeweiligen Kultur zur Seite, die wichtige Hinweise und Hintergrundinformation geben kann.

Eine junge Frau wurde in ihrem Heimatland mehrmals sexuell gefoltert und vergewaltigt. Damit ist ihre Rolle als Frau und ihre gesamte Weiblichkeit und Sexualität in Frage gestellt. Nach den ersten Monaten, in denen vor allem der Schmerz und die Trauer im Mittelpunkt gestanden haben, beginnt sie ihre österreichische Umgebung wahrzunehmen und damit macht sie sich auch auf die Suche nach Bezugspunkten und Neuorientierung. Die hübschen Kleider und das Outfit der Dolmetscherin beginnen ihr aufzufallen. Zuerst drückt sie ihre Verwunderung aus, dass dies eine Frau, die ja aus dem gleichen kulturellen und religiösen Hintergrund wie sie selber kommt, tun darf, aber schon bald lässt sie erkennen, dass ihr dieser Stil sehr gut gefällt. Bis dahin trägt sie immer weite dunkle Pullover und Jacken, in denen sie ihren Körper verbergen kann. Für die junge Klientin wird die Dolmetscherin zu einem Vorbild in ihrer Neuorientierung als Frau. Zugleich kann sie auch bei der Therapeutin nachfragen und klären, ob der veränderte Stil zu ihr und ihrer Lebenssituation passt. Langsam verändert sich das Erscheinungsbild: Sie trägt ihr Haar offen, wechselt von ihren weiten Pullover zu flippigen T-Shirts. Auch die Körperhaltung wird offener und aufrechter. Ein wichtiger Schritt auf ihrem Weg, sich als Frau wieder akzeptieren zu können ist getan.

Ein Dankeschön an all unsere DolmetscherInnen

An dieser Stelle möchte ich die Gelegenheit nutzen und allen DolmetscherInnen, die ihre Sprachkompetenz für Flüchtlinge zur Verfügung stellen, herzlichen Dank aussprechen. Oft wird diese hochkompetente und anstrengende Arbeit viel zu wenig gewürdigt. Und doch ist sie ganz wesentlich: Ohne die sprachliche Verbindung, die sie herstellen, wären Kommunikation, Informationsaustausch und Beziehungsaufbau oft gar nicht möglich.

4. Leitfaden für Outdoor-Aktivitäten mit Flüchtlingen

(Dieser Leitfaden entstand auf Anfrage der Naturfreunde Österreich.)

Das Wort „Trauma" (aus dem griech.) übersetzt heißt „Wunde, Verletzung". In diesem Sinne haben wohl alle Flüchtlinge verletzende Situationen erlebt. Ob diese Verletzungen aber von selbst heilen können oder konnten oder zu langanhaltenden Folgen oder gar massiven Beeinträchtigungen geführt haben, unterscheidet sich sehr stark und ist so vielfältig, wie es die Menschen sind.

Ermächtigung als Antwort auf Hilflosigkeit

Besonders schlimm (und damit oft traumatisch) wird Hilflosigkeit erlebt. Im Krieg und auf der Flucht gab es immer wieder Situationen, in denen man sich hilflos ausgeliefert erlebt hat und nichts tun konnte. Wie gut ist es, wenn man dann wieder in Bewegung kommen kann, aktiv sein kann!

Lust auf Bewegung und Sport ist bei vielen Flüchtlingen da: Vor allem Kinder und Jugendliche wollen sich sportlich messen, andere wollen einfach einen schönen und durchtrainierten Körper haben, andere sich einfach nur im Freien bewegen. Aber auch für ältere Flüchtlinge tut Bewegung aus psychologischer Sicht gut: Der eigene Körper kann lustvoll gespürt werden; es ist schön, durch körperliche Herausforderungen, die bewältigt werden können, ein Erfolgserlebnis zu haben.

Aktiv sein, gewinnen können!

Nach den vielen Verlusten, die alle Flüchtlinge erlitten haben (Verlust der Heimat, des Heimathauses, Trennung von Angehörigen, Verlust des Sprachraumes und der Peergroup etc.) wollen alle gewinnen und Sieger sein, aber natürlich ist es bitter, wenn man – schon wieder – verliert.

Spiele, die ohne Wettkampf auskommen, sind daher sehr zu empfehlen (z. B. verschiedene Kreis- und Bewegungsspiele). Wenn Wettkampf unerlässlich Teil der Aktivität ist, sollten Preise an alle TeilnehmerInnen vergeben werden. Für die, die früher ausscheiden, kann man sich andere aktive Rollen ausdenken (Cheerleader, Fan Club, Musik machen etc.).

Gefahr von Re-Traumatisierungen

Sinneseindrücke, die in Verbindung mit traumatischen Erfahrungen erlebt wurden, können Auslöser von Re-Traumatisierungen sein. Das können für Außenstehende sehr leicht nachzuvollziehende Reize sein wie z. B. Böllerschüsse, die an den Krieg erinnern; Sirenen, die immer angezeigt haben, dass ein Bombenangriff bevorsteht; der Geruch von Verbrannten; Bilder von blutenden Menschen etc. Es können aber auch neutrale oder sogar sehr schöne Sinneseindrücke schreckliche Erinnerungen wachrufen, da sie zufällig gemeinsam mit schlimmen Erfahrungen gekoppelt wurden wie z. B. eine bestimmte Musik, die gerade im Radio lief, als das Dorf angegriffen wurde; jemand, der getötet wurde, trug ein solches T-Shirt es hat gerade nach Kaffee geduftet, als die Türen aufgebrochen wurden etc.

Auf der Flucht wurden Naturerlebnisse zur Belastung: Wanderungen durch Berge und Wälder beispielsweise – oft ohne passende Kleidung und immer in der Angst, entdeckt zu werden. Das Meer wurde bei der Überquerung von fast allen Flüchtlingen als lebensbedrohlich erlebt.

Re-Traumatisierung vorbeugen

Aktivitäten, die möglicherweise an traumatische Erlebnisse im Krieg oder auf der Flucht erinnern können, sollten gut vorbereitet werden:

- Was ist geplant: Welche Aktivitäten sind vorgesehen und wie wird die Landschaft aussehen? Wenn es bestimmte Herausforderungen gibt, sollen diese vorweg besprochen werden und es kann geklärt werden, ob die Flüchtlinge mitmachen wollen.
- Wie lange wird es dauern: Fordernde Situationen sind viel leichter zu bestehen, wenn sie in einem bestimmten Rahmen zuordenbar sind, etwa zu wissen, dass der Weg rund eine halbe Stunde durch einen Wald verläuft und dann eine große Wiese kommt, kann die Angst, wie auf der Flucht wieder stundenlang durch einen Wald zu irren, auf ein überschaubares Maß reduzieren.
- Behutsames Herantasten und Vorzeigen, etwa bei Ausflügen ins Bad: klar zeigen, wo das Wasser wie tief ist. Die ersten Versuche einmal im seichteren Wasser machen und Schwimmkenntnisse überprüfen!
- Darauf achten, dass durch Gruppendruck keine Überforderungen entstehen, also beispielsweise nicht ins tiefe Wasser gehen, nur weil alle anderen es machen; keine Mutproben!
- Welche Sicherheitsangebote gibt es und wie sind sie zu nutzen, beispielsweise sich bei der Leitungsperson durch ein bestimmtes Signal melden; einen bestimmten markierten Bereich nicht verlassen?
- Welche Ausstiegsmöglichkeiten gibt es bei Überforderung, etwa mit dem Begleitauto mitfahren können, mit einer Aufsichtsperson zurück zur Hütte gehen etc.?

Wenn jemand in traumatische Vorerfahrung abgleitet

Auch bei der besten Vorbereitung kann es geschehen, dass eine traumatisierte Person durch einen Sinneseindruck in einen re-traumatischen Zustand bzw. in ein sogenanntes „Flashback" gerät. Wichtig ist es, selbst ruhig zu bleiben und zu handeln.

Mit möglichst vielen Sinneseindrücken, die Ruhe und Sicherheit vermitteln, soll wieder ins Hier und Jetzt zurückgeholt werden.

• auf Augenhöhe und im Blickfeld der betroffenen Person sein. Auch wenn diese einen nicht ansieht, so ist doch eine Bezugsperson optisch präsent.

• reden: die Person mit Namen ansprechen; den eigenen Namen sagen und benennen, in welchem Verhältnis die beiden zueinander stehen (z. B. Hallo Ali, kannst du mich hören? Du weißt ja, ich bin der Thomas und ich bin hier dein Betreuer. Wir kennen uns jetzt ja schon seit drei Monaten. Hier sind wir in Österreich. Du bist hier in Sicherheit, dir kann nichts geschehen …). Selbst wenn der Flüchtling noch nicht gut Deutsch kann, soll geredet werden, weil er/sie teilweise verstehen kann und allein die Stimme der Bezugsperson wieder in der sicheren Gegenwart verankert.

• wenn es in der Beziehung passt, ist auch Körperberührung möglich (z. B.: Ist es okay, wenn ich meine Hand auf deine lege? Oder: Schau, hier ist meine Hand. Willst du sie nehmen?).

• wenn der Kontakt wiederhergestellt werden konnte: gut durchatmen, Bewegungsübungen machen, gemeinsam lachen.

• es kann auch etwas zu trinken angeboten werden.

Wenn es für die betroffene Person und den/die BetreuerIn möglich ist, kann später die Situation nachbesprochen werden. Was könnte der Auslöser gewesen sein und wie kann dieser vermieden werden bzw. gibt es bessere Strategien damit umzugehen?

Manchmal wird eine solche Nachbesprechung nicht möglich sein. Wichtig bleibt, so viel Sicherheit wie möglich zu geben!

Selbstwert verstärken – einander vertrauen

Überall, wo die eigenen Fähigkeiten und Möglichkeiten ausprobiert und erweitert werden können und damit zugleich der Selbstwert gestärkt wird, tut es gut – speziell für Menschen, die traumatische Erfahrungen hinter sich haben.

Auch die Erfahrung, anderen vertrauen zu können, kann eine heilsame und wichtige Erfahrung sein.

5. Verletzte Kinder – Starke Kinder

(Dieser Artikel entstand auf Anfrage des Fachjournals für Bildung und Betreuung in der frühen Kindheit „Unsere Kinder" und wurde dort 2015 (Preitler, 2015a) publiziert.)

Das junge Ehepaar aus einem Bürgerkriegsland im Nahen Osten hat den 4-jährigen Sohn zur Therapie angemeldet. Das Kind sei hyperaktiv und sehr nervös. Sie machen sich große Sorgen um das Kind. Zum Termin erscheint die ganze Familie. Ich spreche mit dem Kind, es ist fröhlich und aufgeschlossen und genießt die Aufmerksamkeit der Eltern und der neuen Person (Therapeutin). Ich kann keine Anzeichen von Nervosität und Traurigkeit bei dem Jungen erkennen. Als ich dies den Eltern sage, schauen sie sich unsicher an. Die Mutter ergreift das Wort und erzählt, dass sie sich durch die Spielgeräusche und die vielen Fragen, die ihr Sohn hat, stark belastet fühlt. Die – normalen – Bedürfnisse ihres Kindes erzeugen großen Stress. Ich frage, seit wann das so ist. Sie erzählt, dass in der Zeit, als ihr Mann verschleppt wurde und sie wochenlang nichts über sein Schicksal wusste, dieses Gefühl der Überforderung begonnen hat. Der Vater und Ehemann, der bis jetzt ruhig dabeigesessen ist, reagiert auf diese Aussage seiner Frau mit einem Aufstöhnen. Der Junge, der zuvor konzentriert mit Bausteinen gespielt hat, blickt erschrocken zu seinem Vater.

Hier wird verständlich, dass es um die ganze Familie geht. Schwierigkeiten mit dem Kind haben für diese Eltern die Möglichkeit dargestellt, einen Weg zur psychotherapeutischen Hilfe zu finden. Erziehungsprobleme zu haben ist gesellschaftlich anerkannt, dafür darf man sich Hilfe suchen. Dass aber die Not der Eltern, die massive Menschenrechtsverletzungen und eine schlimme Fluchtgeschichte überlebt haben, das zentrale Problem ist, kristallisiert sich erst im Laufe der Stunde heraus. Als wir beim eigentlichen Hauptpatienten, dem Vater, angelangt sind, ist klar, dass jetzt Dinge zur Sprache kommen werden, die der Vierjährige so nicht hören soll.

Um dieses Kind gut betreuen zu können, braucht es Psychotherapie in erster Linie für den Vater, aber auch für die Mutter. Ein Ziel der Therapie ist es, die Eltern zu ermächtigen, „good enough parents" – „ausreichend gute Eltern" (Winnicott, 1965) zu sein. Sie müssen nicht perfekt sein, aber in der Lage, auf die Bedürfnisse ihres Kindes auf physischer und emotionaler Ebene adäquat reagieren zu können und sie dürfen ihre eigenen Ängste und Nöte nicht auf das Kind projizieren.

Um dies zu erreichen, brauchen die betroffenen Eltern einen Raum, in dem sie mit ihren Überforderungen und Traumatisierungen angenommen werden und wo sie zur Ruhe kommen können. Sie müssen ihre psychischen Ressourcen wieder stärken und – wenn notwendig – die traumatischen Erfahrungen bearbeiten können. Psychotherapie stellt hier natürlich einen besonderen Platz und eine besondere Beziehung zur Verfügung. Aber auch jede andere zwischenmenschliche Begegnung, die Sicherheit und Vertrauen anbietet, kann stabilisierend und heilsam sein.

Traumatische Belastungen

Kinder orientieren sich in Stresssituationen an ihren Bezugspersonen. Wenn es diesen gelingt, die Kinder von den Stressoren abzuschirmen oder diese zumindest auf ein erträgliches Maß abzumildern, können Kinder solche Situationen psychisch relativ unbeschadet überstehen. In einer der extremsten Formen beschreibt dies der Film „Das Leben ist schön" (Benigni, 1997), wo ein Vater seinem Sohn im Konzentrationslager die Illusion vermittelt, dass alles nur ein großes Abenteuerspiel sei und ihn so vor Angst und Verzweiflung schützt.

Aber natürlich gelingt es vielen Eltern in Kriegssituationen oder auf lebensgefährlichen Fluchtwegen nicht immer ihre

eigene Angst und Panik zu kontrollieren oder die Energie auf-
zubringen, die Kinder zu beruhigen. Kinder erleben sich dann
ungeschützt und sind „waffenlos der Angst ausgeliefert" (Améry,
1978). Auch wenn traumatische Situationen wie Verfolgung
und Flucht vorbei sind, bleiben die Betroffenen – Erwachsene
und Kinder – durch das Erlebte schwer belastet.

In der Diagnose der Posttraumatischen Belastungsstörung
(PTBS) werden die psychischen Reaktionen, die erst nach einer
gewissen Latenzzeit nach dem/n traumatischen Ereignis/sen
entstehen, beschrieben. Menschen leiden unter den ständigen
Erinnerungen an die schrecklichen Ereignisse. Bilder des Grau-
ens sind „wie in die Netzhaut eingebrannt". Es wird versucht,
diese Erinnerungen zu vermeiden und sie sind nervös. Konzen-
trationsprobleme, Merkstörungen und Angst bis hin zu Panik
sind weitere Symptome der PTBS. Viele erleben sich auch von
sich selbst und ihrem Erleben losgelöst und distanziert.

Umso weniger Sprachbilder für den erlebten Schrecken zur
Verfügung stehen, umso stärker können sich die Traumatisierungen in körperlichen Symptomen manifestieren. Gerade Kinder sind davon betroffen. Schmerz muss natürlich immer medizinisch abgeklärt werden, aber auch Schmerz ohne Befund soll
ernst genommen und verstanden werden.

Trauma und Trauer

Wir wollen Kinder schützen, sie vor unangenehmen Wahr-
heiten bewahren. Stirbt eine wichtige Bezugsperson, wird dem
Kind dies oft verschwiegen – in der guten Meinung, das Kind
so vor Leid zu bewahren. Das Gegenteil ist der Fall: Das Kind
bekommt mit, dass sich auf einmal alle ganz sonderbar beneh-
men, die überlebenden Erwachsenen ganz anders reagieren.
Das Kind ist beunruhigt, aber kann die richtigen Fragen nicht
stellen bzw. bekommt keine richtigen Antworten. Dies bedeutet
die Kinder jeder nur möglichen Angst auszusetzen. Vor allem
phantasiebegabte Kinder werden alle Schrecken, die sie sich nur

ausmalen können, durchleben. Zugleich können Kinder, die über den Tod eines geliebten Menschen nicht Bescheid wissen, nicht trauern. Es wird ihnen das Recht auf Trauer vorenthalten.

Gerade bei Flüchtlingsfamilien geht es immer wieder darum, Eltern bzw. Elternteile zu ermutigen, den Kindern die Wahrheit zu sagen und so eine offene Gesprächsebene zwischen den überlebenden Familienmitgliedern zu schaffen. Die gemeinsame Trauer kann helfen, sich gegenseitig zu trösten. Manchmal aber brauchen Kinder Ansprechpersonen außerhalb der Familie, damit sie ihre Fragen stellen können und über ihre Angst und Trauer sprechen können.

Die Trennung von den unmittelbaren Bezugspersonen, meist den Eltern, gehört zu den schlimmsten traumatischen Ereignissen, die einem kleinen Kind passieren können. In Kriegssituationen, aber auch auf den unmenschlichen Fluchtrouten unserer Zeit geschieht dies leider viel zu vielen Kindern.

Unbegleitete minderjährige Flüchtlinge kommen oft nicht allein. Ein älteres Geschwisterkind wird mit einem oder mehreren kleinen Geschwistern auf den Weg geschickt. Gründe sind oft finanzieller Natur. Die Familie kann nur mehr die Flucht eines oder zweier Familienmitglieder bezahlen und hofft, dass zumindest die Kinder in Österreich in Sicherheit sein werden. Pubertierende Jugendliche sind natürlich mit dieser Situation vollkommen überfordert: Neben der Belastung selbst getrennt von ihren Eltern auf unbekannten und gefährlichen Wegen unterwegs und dann noch für ein kleines Kind verantwortlich zu sein, überfordert alle.

Wenn solche Kinder bei uns ankommen, ist es wichtig, ihnen möglichst rasch viel Sicherheit anbieten zu können. Sie brauchen stabile Bezugspersonen, deren Beziehungsangebot klar definiert sein soll. Wenn Kontakt zu den Eltern möglich ist, sollte dieser so rasch wie möglich hergestellt und mit allen technischen Mitteln unterstützt werden.

Sichere Orte und Beziehungen

Traumatische Situation zeichnen sich durch absolute Unsicherheit aus. Deshalb ist es so wichtig, Kindern, die Traumata erlebt haben, so viel Sicherheit wie nur möglich zu geben. Dies bezieht sich auf den Ort, der möglichst klar und überschaubar sein soll, aber noch viel mehr auf die sicheren Beziehungen zu den Menschen, denen die Kinder nun begegnen.

Kinder, die fliehen mussten, haben erlebt, dass Beziehungen ganz plötzlich abbrechen können und vertraute Orte auf einmal nicht mehr da sind. Diese Kinder brauchen daher viel Information darüber, wie sich eine neue Beziehung gestaltet und in welchem Zeitrahmen. Auf der Flucht wurden schon viele Etappen er- und überlebt. Solange Flüchtlingsfamilien noch AsylwerberInnen in Österreich sind, leben sie meist in Quartieren der Grundversorgung. Es ist also gut möglich, dass die Familie wieder umziehen wird. Diese neue Unsicherheit ist ein zentrales aktuelles Thema. Niemand weiß, ob das Kind bis zum Schuleintritt im Kindergarten bleibt oder ob es in wenigen Tagen schon woanders sein wird. Es ist wichtig, dass den Kindern keine falschen Versprechungen gemacht werden – weder verbal noch nonverbal.

Die Botschaft an das Kind sollte lauten: Du bist uns willkommen und wir freuen uns, dass du jetzt bei uns bist. Kommt es zum Ortswechsel, sollte es Raum für den Abschied geben. Für viele Kinder war der plötzliche Aufbruch aus der Heimat traumatisch, weil sie sich nicht von ihren Freunden, Tanten und Onkeln, den Haustieren, den Lieblingsplätzen etc. verabschieden konnten. Dies soll sich nicht wiederholen. Wenn Kinder den Kindergarten oder die Schule vorzeitig verlassen müssen, sollte ein guter Abschied ermöglicht werden.

Die Struktur, die der Schul- bzw. Kindergartenalltag bietet, kann den Kindern viel Sicherheit und Geborgenheit geben. Sie kennen den Raum und die Menschen, denen sie dort begegnen. Sie dürfen ihre Fragen stellen und es wird ihnen zugehört. Für viele

Kinder, die bereits Krieg und Flucht erlebt haben, kann dies sehr heilsam sein. Gespräche mit den Eltern können zusätzlich unterstützen und fördern. Wenn dies nicht genügt, sollte psychotherapeutische Hilfe gesucht werden (zum Weiterlesen: Weinberg, 2005; Zeichen, 2010; Brauner, 2010, 2016; UNHCR, 2016).

6. Schlussbemerkungen

Auch wenn sie aus den Medien verschwunden ist – es gibt sie nach wie vor, die Willkommenskultur. Nach den vielen, vielen Begegnungen mit Ehrenamtlichen, SozialarbeiterInnen, LehrerInnen, mit Familien, die Flüchtlingskinder bei sich aufnehmen, medizinischen Teams, Studierenden … bin ich tief beeindruckt von dem Engagement so vieler Menschen für ein gutes Miteinander.

Neben den vielen Problemen, die sich ergeben, steht vor allem das Positive im Vordergrund. Es ist spannend, Menschen aus anderen Ländern und Kulturkreisen kennenzulernen und zugleich den Blick auf die eigenen Selbstverständlichkeiten einmal zu verändern, wenn man versucht, diese jemandem, der aus einer ganz anderen Kultur kommt, zu erklären.

Dieses Buch soll zum Engagement und zur Begegnung ermutigen. Ausgehend von der Klärung von Grundbegriffen wie Trauma und posttraumatische Belastung habe ich versucht, aus zehn Blickwinkeln die Problematik von schweren Traumatisierungen zu beleuchten und daraus Handlungsmöglichkeiten in der psychosozialen Arbeit abzuleiten. Dazu ergänzend greifen die drei weiteren Artikel die Themen Arbeit mit DolmetscherInnen, Outdoor-Aktivitäten und die speziellen Bedürfnisse von kleinen Kindern in Flüchtlingsfamilien auf.

Flüchtlinge haben ihre erste Heimat verloren: Nie wieder können sie dorthin zurück, wo sie bisher in Sicherheit zu Hause waren. Selbst wenn sie später einmal zurückkehren sollten, wird sich alles sehr verändert haben und fremd anfühlen. Die alte und vertraute Heimat ist unwiderruflich verschwunden. Aber sie müssen nicht heimatlos bleiben, sie dürfen hier eine zweite Heimat finden – und die hat viel mit den Menschen, die sie willkommen heißen, zu tun.

Die Willkommenskultur nimmt den Menschen, der kommt, als Mensch ernst. Auch wenn Menschenrechte massiv verletzt worden sind – hier darf er/sie ein Mensch mit all seiner Würde sein. Das heißt auch, Teil dieser Gesellschaft zu werden und die Verpflichtungen, die damit verbunden sind, anzunehmen. Viele Flüchtlinge sind sehr motiviert: Endlich wollen sie ihre Dankbarkeit dem Land gegenüber, dass sie gerettet hat, zeigen und sie wollen Beiträge für ein gutes Miteinander leisten.

Flüchtlingsarbeit ist aber noch mehr: Es ist ein Dienst an unserer Gesellschaft, die auf den Werten der Humanität und der unverbrüchlichen Gültigkeit der Menschenrechte beruht.

Literatur

Améry, J. (1988). Jenseits von Schuld und Sühne. Bewältigungs-
versuche eines Überwältigten. Stuttgart: dtv/Klett-Cotta.

Andreatta, P. (2015). Ohne Absicht schuldig. Psychische und
soziale Folgen nicht intendierter Verletzung oder Tötung
anderer. Gießen: Psychosozial-Verlag.

American Psychiatric Association (2013). Diagnostic and Sta-
tistical Manual of Mental Disorders, 5th Edition. American
Psychiatric Association.

Arnold, W., Eysenck, H. J., Meili, R. (Hg.) (1996). Lexikon der
Psychologie. Augsburg: Bechtermünz Verlag.

Becker, D. (1992). Ohne Hass keine Versöhnung. Das Trauma
der Verfolgten. Freiburg: Kore.

Becker, D. (2006). Die Erfindung des Traumas – Verflochtene
Geschichten. Berlin: Freitag.

Benigni, R. (1997). Das Leben ist schön. (Film)

Bowlby, J. (1983). Verlust. Trauer und Depression. Frankfurt a.
M.: Fischer.

Brauner, S. (2010). Träume aus der Hölle. In: Mirzaei, S.; Schenk,
M. (Hg.). Abbilder der Folter. Hemayat: 15 Jahre Arbeit mit
traumatisierten Flüchtlingen. Wien: Mandelbaum, S. 109–
131.

Brauner, S. (2016). Kinder, die Krieg und Flucht überlebt haben
– Über die Verarbeitung von Traumatisierungen. In: KiTa
aktuell, 3–4, S. 69–72.

Ammer, M. u. a. (Hg.) (2013). Krieg und Folter im Asylverfahren. Eine psychotherapeutische und juristische Studie.
Wien, Graz: Neuer Wissenschaftlicher Verlag.

APA (American Psychiatric Association) (2014). DSM V.

Antonovsky, A. (1997). Salutogenese. Zur Entmystifizierung der
Gesundheit. Tübingen: dgvt.

Bowlby, J. (1983). Verlust. Trauer und Depression. Frankfurt
a. M.: Fischer.

Dilling, H. u. a. (1993). Internationale Klassifikation psychischer Störungen. ICD-10. 2. Aufl. Bern, Göttingen: Hans Huber.

Fischer, G.; Riedesser, P. (2003). Lehrbuch der Psychotraumatologie. 3. Aufl. München: Ernst Reinhardt.

Herman, J. (2003). Die Narben der Gewalt. Traumatische Erfahrungen verstehen und überwinden. Paderborn: Junfermann.

Huber, M. (2005). Trauma und Traumabehandlung Teil 1. Paderborn: Junfermann.

IASC (Inter-Agency Standing Committee). (2007). IASC Guidelines on Mental Health and Psychosocial Support in Emergency Settings. http://www.who.int/mental_health/emergencies/guidelines_iasc_mental_health_psychosocial_june_2007.pdf

Kast, V. (1977). Trauern. Phasen und Chancen des psychischen Prozesses. Stuttgart, Berlin: Kreuz.

Keilson, H. (1979). Sequenzielle Traumatisierung bei Kindern. Stuttgart: Enke.

Koch, B.; Lintl, E. (2013). Ganzheitliche Kunsttherapie. Differenz als Chance Einzigartigkeit wahrzunehmen und Verbindungen entstehen zu lassen. In: Heise, T. u. a. (Hg.). Die Herstellung von Differenz. Zum Umgang mit Fremdheit in der transkulturellen Psychiatrie, Psychotherapie und Psychosomatik. Berlin: VWB, S. 59–71.

Kogan, I. (2007). Mit der Trauer kämpfen. Schmerz und Trauer in der Psychotherapie traumatisierter Menschen. Stuttgart: Klett-Cotta.

Lira, E.; Weinstein, E. (Hg.) (1984). Psicoterapia y represion politica. Mexico: Siglo XXI.

Ley, C.; Lintl E. u. a. (2014). „Movi Kune – gemeinsam bewegen": Bewegungstherapie mit Folter- und Kriegsüberlebenden. Spectrum der Sportwissenschaften, 26 (2), S. 71–97.

Martel, Y. (2003). Schiffbruch mit Tiger. Frankfurt a. M.: Fischer Taschenbuch Verlag.

Mirzaei, S.; Schenk, M. (Hg.) (2010). Abbilder der Folter. Hemayat: 15 Jahre Arbeit mit traumatisierten Flüchtlingen. Wien: Mandelbaum.

Onnasch, K.; Gast, U. (2011). Trauern mit Leib und Seele. Orientierung bei schmerzlichen Verlusten. Stuttgart: Klett-Cotta.

Ottomeyer, K.; Renner, W. (Hg.) (2006). Interkulturelle Trauma-Diagnostik. Probleme, Befunde und Richtlinien für die Begutachtung von Asylsuchenden. Klagenfurt: Drava.

Ottomeyer, K. (2011). Die Behandlung der Opfer. Über unseren Umgang mit dem Trauma der Flüchtlinge und Verfolgten. Stuttgart: Klett-Cotta.

Preitler, B. (2006). Ohne jede Spur … Psychotherapeutische Arbeit mit Angehörigen ,verschwundener' Personen. Gießen: Psychosozial Verlag.

Preitler, B. (2010). Der unzumutbare Schmerz – Folgen von Folter und Verfolgung. In: Mirzaei, S.; Schenk, M. (Hg.). Abbilder der Folter. Hemayat: 15 Jahre Arbeit mit traumatisierten Flüchtlingen. Wien: Mandelbaum, S. 52–72.

Preitler, B. (2012). When Disaster Strikes in Time of War. Traditional Healing and Psychosocial Training Help Divided Communities Mourn Together. In: International Journal of Applied Psychoanalytic Studies, 9 (2&3), S. 233–249.

Preitler, B. (2015). Grief and Disappearance. Psychosocial Interventions. Delhi: Sage.

Preitler, B. (2015a). Verletzte Kinder – Starke Kinder. Flüchtlingskinder in Österreich. In: Unsere Kinder, 2/15, S. 10–12.

Rakos, A. (2010). Kunsttherapie mit extrem traumatisierten Flüchtlingen. In: Mirzaei, S.; Schenk, M. (Hg.). Abbilder der Folter. Hemayat: 15 Jahre Arbeit mit traumatisierten Flüchtlingen. Wien: Mandelbaum, S. 131–150.

Reddemann, L. (Hg.) (2006). Psychotraumata. Primärärztliche Versorgung des seelisch erschütterten Patienten. Köln: Deutscher Ärzte-Verlag.

Reddemann, L. (2011). Psychodynamisch Imaginative Traumatherapie. PITT – Das Manual. Stuttgart: Klett-Cotta.

Reddemann, L. (2012). Imagination als heilsame Kraft. Zur Behandlung von Traumafolgen mit ressourcenorientierten Verfahren. 16. Aufl. Stuttgart: Klett-Cotta.

UNHCR (2016). Flucht und Trauma im Kontext Schule. Handbuch für PädagogInnen. http://www.unhcr.at/fileadmin/user_upload/dokumente/06_service/unterrichtsmaterialien/UNHCR_Traumahandbuch_WEB_neu.pdf.

Winnicott, D. W. (1956). Primary matural preoccupation. Collected papers: through paediatrics to psychoanalysis, London: Tavistock, S. 300–305.

Winnicott, D. W. (1965). The maturational processes and the faciliatory environment. Studies in the theory of emotional development. New York: International Universities Press.

Winnicott, D. W. (1971). Playing and Reality. London: Tavistock Publications.

Weinberg, D. (2005). Traumatherapie mit Kindern. Strukturierte Trauma-Intervention und traumabezogene Spieltherapie. Stuttgart: Pfeiffer bei Klett-Cotta.

Zeichen, S. (2010). Ein Kind aus Tschetschenien – Psychotherapie in Österreich. In: Ottomeyer, K.; Preitler, B.; Spitzer, H. (Hg.). Look I am a foreigner. Interkulturelle Begegnung und psycho-soziale Praxis auf fünf Kontinenten. Klagenfurt: Drava, S. 251–266.

Anhang

Informationen zu rechtlichen und sozialen Fragen:

Asylkoordination
  Burggasse 81/7
  A-1070 Wien
  Tel. 01/532 12 91
  Fax 01/532 12 91-20
  E-Mail: asylkoordination@asyl.at
  Web: www.asyl.at

NIPE – Netzwerk für Interkulturelle Psychotherapie nach Extremtraumatisierungen

HEMAYAT – Betreuungszentrum für Folter- und Kriegsüberlebende
  Sechsschimmelgasse 21
  1090 Wien
  Tel. 01/216 43 06
  E-Mail: office@hemayat.org
  Web: www.hemayat.org

ASPIS – Forschungs- und Beratungszentrum für Opfer von Gewalt
  Universitätsstraße 70
  A-9020 Klagenfurt
  Tel. 0463/2700–1673
  E-Mail: aspis@uni-klu.ac.at
  Web: www.aspis.at

ANKYRA – Diakonie Evangelischer Flüchtlingsdienst
  Müllerstraße 7
  6020 Innsbruck

Tel. 0512/56 41 29
E-Mail: ankyra@diakonie.at
Web: fluechtlingsdienst.diakonie.at

IPB – Interkulturelle Psychotherapie Burgenland
Verein menschen.leben
Oberwart, Eisenstadt
Tel. 0676/558 00 49
E-Mail: zausnig@menschen-leben.at

JEFIRA – Interkulturelles Psychotherapiezentrum NÖ –
Diakonie Flüchtlingsdienst
Herzogenburgerstraße 9
3100 St. Pölten
Tel. 02742/731 76
E-Mail: jefira@diakonie.at
Web: fluechtlingsdienst.diakonie.at

OASIS – VOLKSHILFE OBERÖSTERREICH
Stockhofstraße 40
4020 Linz
Tel. 0732/603 099-25, 0732/603 099-36
E-Mail: olga.kostoula@volkshilfe.ooe.at
Web: www.volkshilfe-ooe.at/fluechtlingsbetreuung

ODEM – Caritas Vorarlberg
Schlossgraben 6
6800 Feldkirch
Tel. 05522/200-1770
E-Mail: Bernd.Klisch@caritas.at

SINTEM – Caritas Wien
Wiedner Hauptstraße 140, 4. Stock
1050 Wien
Tel. 01/481 54 81
E-Mail: sintem@caritas-wien.at

SOTIRIA – Caritas Salzburg
   Plainstraße 83
   5020 Salzburg
   Tel. 0662/849 373-288
   E-Mail: sotiria@caritas-salzburg.at
   Web: www.caritas-salzburg.at

ZEBRA – Zentrum zur sozialmedizinischen, rechtlichen und
kulturellen Betreuung von Ausländern und Ausländerinnen in
Österreich
   Granatengasse 4/III
   8020 Graz
   Tel. 0316/83 56 30
   E-Mail: office@zebra.or.at
   Web: www.zebra.or.at

Deutschland

Bundesweite Arbeitsgemeinschaft der psychosozialen Zentren
für Flüchtlinge und Folteropfer
   www.baff-zentren.org

Schweiz

UniversitätsSpital Zürich – Klinik für Psychiatrie und Psycho-
therapie
   Ambulatorium für Folter- und Kriegsopfer (AFK)
   Culmannstrasse 8
   8091 Zürich
   Tel. 044/255 52 80
   Fax 044/255 44 08
   Web: www.psychiatrie.usz.ch

Informationen bei Akuten Krisen

Kriseninterventionszentrum
www.kriseninterventionszentrum.at

Wien
  Sozialpsychiatrischer Notdienst/PSD
  Gumpendorferstraße 157
  1060 Wien
  Tel. 01/313 30
  täglich 0–24 Uhr
  Web: www.psd-wien.at/psd

Niederösterreich
  Krisentelefon
  Tel. 0800/202 016
  täglich 0–24 Uhr
  Psychosoziale Zentren GmbH
  Tel. 02266/717 73
  Web: www.psz.co.at

Burgenland
  Psychosozialer Dienst Burgenland – PSD
  Tel.: 057979/200 00
  Web: www.psd-bgld.at

Steiermark
  Allgemeine Informationen über psychosoziale
  Hilfe in der Steiermark
  Web: www.plattformpsyche.at

Kärnten
KABEG Ost
Psychiatrischer Not- und Krisendienst
Tel. 0664/300 70 07
täglich 0–24 Uhr

KABEG West
Psychiatrischer Not- und Krisendienst
Tel. 0664/300 90 03
täglich 0–24 Uhr

Oberösterreich
Krisenhilfe OÖ
Web: www.krisenhilfeooe.at
Notruf OÖ
Tel.: 0732/21 77
täglich 0–24 Uhr

Salzburg
Ambulante Krisenintervention Salzburg
Südtiroler Platz 11/1. Stock
5020 Salzburg
Tel. 0662/43 33 51
Montag bis Freitag 13–21.30 Uhr
E-Mail: krise@promentesalzburg.at
Web: www.promentesalzburg.at
Krisenhotline
Tel. 0662/433 351
täglich 0–24 Uhr

Tirol

KIZ – Hilfe für Kinder und Jugendliche in Not
Pradlerstraße 75, 6020 Innsbruck
täglich 0–24 Uhr
Tel. 0512/580 059
E-Mail: office@kiz-tirol.at
Web: www.kiz-tirol.at

Rotes Kreuz – Psychosoziale Dienste
Tel. 057144/428
Web: http://www.roteskreuz.at/tirol/pflege-betreuung/
psychosoziale-dienste-psd/krisenintervention-ki/

Vorarlberg

Promente Vorarlberg
Web: promente-v.at

Telefonnotrufe

Telefonseelsorge (bundesweit)
Tel. 142 (täglich 0–24 Uhr)
Web: www.telefonseelsorge.at

24-Stunden-Frauennotruf der Stadt Wien
Tel. 01/717 19
täglich 0–24 Uhr
Web: www.frauennotruf.wien.at

Frauenhelpline gegen Gewalt (bundesweit)
Tel. 0800/222 555
täglich 0–24 Uhr
Web: www.frauenhelpline.at

Männernotruf Steiermark
Tel. 0800/246 247
täglich 0–24 Uhr
Web: www.maennernotruf.at

Rat auf Draht (bundesweit)
Notruf für Kinder und Jugendliche und deren Angehörige
Tel. 147
täglich 0–24 Uhr
Chat-Beratung: Freitag 18–20 Uhr
Internet (Onlineberatung): rataufdraht.orf.at
Ö3 Kummernummer (bundesweit)
Tel. 116-123 täglich 16–24 Uhr
E-Mail: Kummernummer@psychotherapie.at

Deutschland

Berlin
Berliner Krisendienst
Web: www.berliner-krisendienst.de

München
Die Arche
Suizidprävention und Hilfe in Lebenskrisen e. V.
Saarstraße 5
80797 München
Tel. 089/33 40 41
Montag bis Freitag 9–13 Uhr, 14.30–17 Uhr
E-Mail: info@die-arche.de
Web: www.die-arche.de

Schweiz

Zürich
Kriseninterventionszentrum
Militärstraße 8
8004 Zürich
Tel. 044/296 73 10
täglich 0–24 Uhr
E-Mail: kiz@puk.zh.ch
Web: www.pukzh.ch